不在場證人

法醫精神科醫生工作手記

何美怡醫生 著

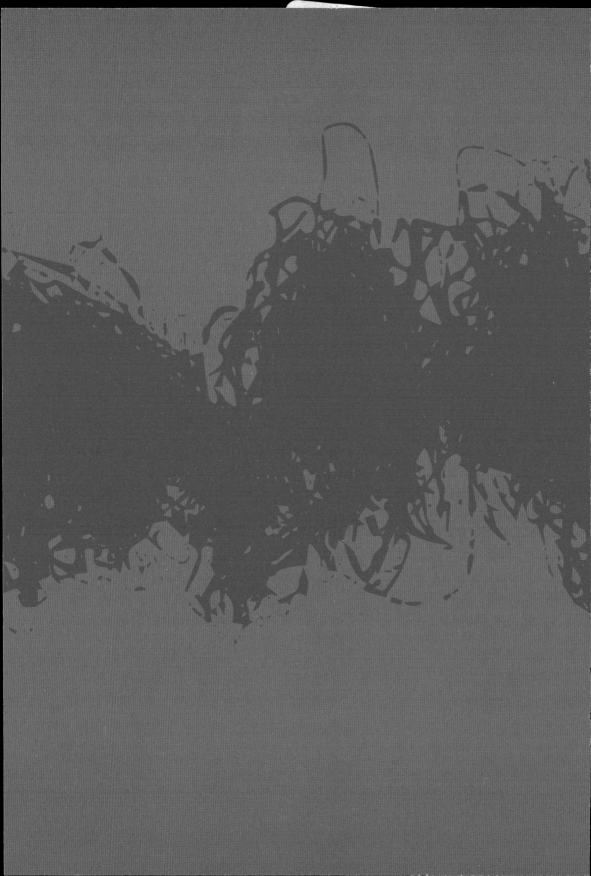

謹以此書，

獻給我的母親。

自序

　　我在英國獲得醫學學士學位並接受精神科專科訓練之後，於二〇〇五年回港，第一份工作就是任職於醫管局轄下的法醫精神科部門，一做便是七年。二〇一二年，我希望在事業上有點突破，故毅然決定走上私人執業之路，回想起來原來已是八年前的事了。

　　私人執業跟在法醫精神科部門工作截然不同。以往是個案自己跑來，現在則要自力謀生了；以往遇上問題，都有上司和同事幫助討論，現在則要獨個兒面對所有煩惱。最初並不習慣，但經過多年的磨練，現在總算遊刃有餘。

　　私人執業面對的案件種類比以往多。在政府工作時期，大部分時間都代表控方，現在則不論控方或辯方也會找我寫報告。此外，以往只接收刑事案件，現在連民事案件也要接觸，有工傷索償的傷者，也有想立遺囑但要證明自己精神健康的老人家。以往只是負責法醫精神

科的部分，現在連普通精神科的病人也可以照顧到，可以說，我的工作變得全面了。

　　至於寫作的部分，一如以往，我希望通過故事，讓公眾了解法醫精神科的工作，以及認識精神病。香港是一個充滿壓力的城市，也許比任何地方都容易患上精神病，因此我們要防微杜漸，無論是自己或身邊的人，只要懷疑有病徵，就應該盡快求醫，這是我由始至終想推廣的。

　　這次我找來四個刑事和四個民事個案，為了尊重當事人，背景都經過改編了，只取病情的一部分。民事部分則是從來都未寫過的，沒有殺人案的獵奇，但一樣峰迴路轉。

　　希望大家喜歡我的新作！

何美怡醫生

目錄

民 事 案 件 篇

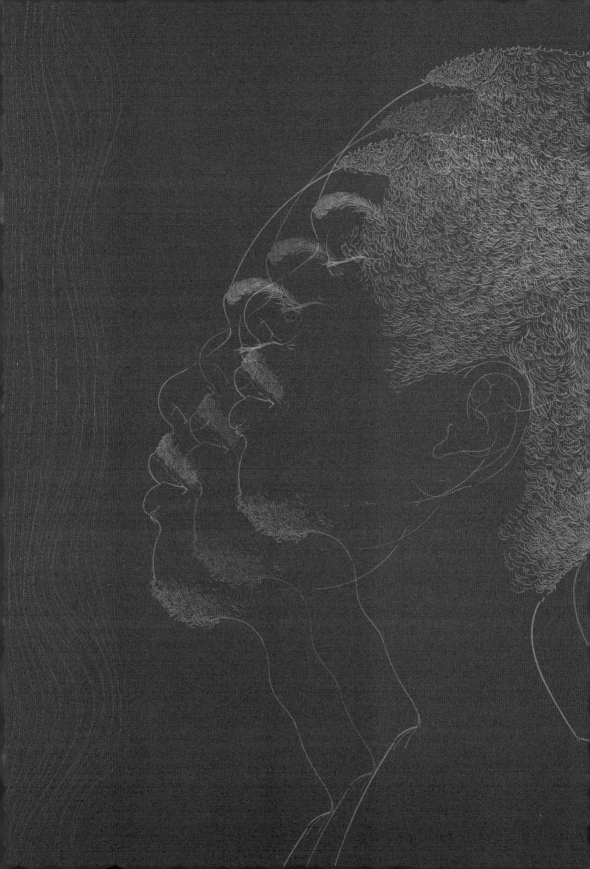

刑

事

案

件

電郵騙案遇上妄想症
——當受害人變成被告

二〇一五年十一月二十八日，在香港赤鱲角機場的行李輸送帶前，保羅一直在等待。他並不是心急的人，但行李實在走得太慢。還是，他自己的步速太快？

好不容易看到自己的行李在輸送帶上出現，已經是四十五分鐘之後的事。對保羅而言，他對香港的第一印象並不十分好。

拖着行李，他確認了要走綠色不用申報的通道。他帶的只是衣服而已。

可是，有關員把他攔下了，說要檢查他的行李。他沒有拒絕，反正在酒店已經再三確認過，行李箱內是女裝衣服，還有些

未拆的內衣，一會兒讓關員看見了，也許會讓他感到尷尬。

關員把衣服翻了幾翻，再用力在行李箱按了幾下。他向旁邊的女關員耳語了一番，女關員急忙跑開。保羅感到奇怪，問關員：「什麼事了？」，關員沒有回答。

大約五分鐘後，女關員帶同一個年紀較大的男關員來到，老關員說：「對不起，我們懷疑行李箱內有暗格，如果你不願意打開，我們就會用自己方法看看暗格裏有什麼東西。」

「是不是搞錯了什麼？我的行李箱內只有衣服而已。」保羅攤開手說，開始感到慌張。他的確仔細確認過行李，但他從沒有想過暗格這回事。

老關員不作聲，從口袋中取出萬用刀，接着大力在行李箱內的皮夾一刮……

白色的粉末從破口噴出來。老關員再用力把破口撕開一點，下面是一包包白色的粉末。

「先生，我懷疑你走私毒品進口香港，我們現在聯絡警方。」

保羅目瞪口呆，望着白色的粉末，他很難想像究竟發生了什麼事。

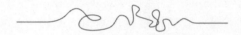

「Hi Robyn！」我還以為走進來的是病人，豈料是荳荳。荳荳是我的小學同學，雖然我早已到英國讀書了，但荳荳是我一直保持聯絡的好朋友。她大學選修法律，及後成為律師，現在於一間律師行工作。在得悉我從醫管局的法醫精神科部門出來私人執業之後，她十分高興，說了一句：「只要有適合的案件，我都想跟妳合作！」

於是，荳荳帶來這單案件。

「保羅，六十八歲，因走私白粉，在機場被捕了。」荳荳說着，從公事包拿出一份文件，遞到我面前。

「帶白粉？」我接過文件，初步看一看當事人的資料。

「我們原本不知道他可能有病，直至我收到他秘書的長途電話。」荳荳説着，做了一個打電話手勢。

「我明白了，他是外國人，在香港無親無故，有病都沒有人知道。」

「如果他真的有病，麻煩妳醫好他。」荳荳突然認真起來：「我聽過他的故事，大膽説一句，我覺得如果真的有病，對他會更好。否則，那不是正常智商的人會犯的錯。」

荳荳的話，讓我感到興趣。

我接下這單案子。

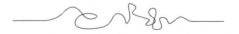

同一時間，保羅在拘留室內感到不知所措，他一直在外國生活，第一次來香港，為什麼就遇到這樣的事？

　　他開始回憶自己的生平，究竟在哪個時間點出錯了？

　　保羅在瑞典出生，書念得不好，但憑着毅力和幹勁，他在一間國際慈善機構中奮發向上，在四十五歲的時候成為這間機構的瑞典分部主管。五十歲的那一年，一九九七年，他被叫到位於西班牙的總部，大主席龐克‧費查給他一個建議：「有沒有興趣到南美洲發展？我們剛成立了秘魯分部。」

　　「秘魯分部？」保羅是一個工作狂，他半生的心力都投放在慈善事業上，回過頭來，已經發現忘了婚姻是怎麼一回事。孑然一身的他，在大主席眼中，自然是到世界各地開荒的不二之選。保羅也沒有多加考慮便做出決定了，原因正如大主席所說，他認為當地十分貧窮，也相對落後，十分需要世界各國的幫助。為此，他學了三個月西班牙語，然後便去了秘魯。

　　跟瑞典分部不一樣，秘魯分部是完全未發展的，最初只有一個小小的辦公室。保羅由最基本做起，運用他的知識和智慧，一步一步建立起慈善機構的信譽、網絡，也發掘了不少當地的人

才，並教導他們如何統籌活動、如何募集捐款、如何把捐款送到有需要的人手上……而另一方面，辦公室也愈來愈大，十年後，已經變成了辦公大樓，在南美洲首屈一指。

這時候，大主席換了屆，由墨克爾‧珍擔任。墨克爾‧珍銳意年輕化團隊，年屆六十的保羅，自然沒有被看上成為南美洲總部的頭子，更在二○○七年被勒令退休，秘魯分部轉由日本人佐藤康接手。保羅在極力爭取之下，讓佐藤康接納留在秘魯擔任顧問。這個結果對保羅來說極不願意，秘魯分部由他一手一腳建立的，就如親生兒子一樣，怎能拱手他人？可是，總部的決定不能違抗。

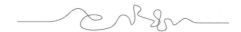

佐藤康接手秘魯分部之後，立即進行多項現代化改革，理念跟保羅的一套南轅北轍，令保羅滿不是味兒。

「妳有看過佐藤康那傢伙最新的改革方案嗎？」就在保羅退

下來半年後的一個中午，他與秘書瑪麗午餐時發問。

「有看過。但事情已經過去了，你現在也有眼前的事要做啊。」幾乎每次午飯時間都是在聽保羅數落佐藤康的方針，瑪麗聽得都累了，多次暗示他要好好放手。

可是，保羅卻一直糾結過去的人和事。「從前我們拿到了資金之後，可以自行決定使用的方法；但佐藤康上場之後，所有資金的使用方法都要清清楚楚地說明。你不覺得這樣並不靈活嗎？」

除了瑪麗之外，保羅還跟以前的下屬，即機構現任的職員談及自己的想法，可是大部分人都接納了佐藤康較有制度的一套，無法理解他的煩惱。

「我有一個朋友，是心理學家來的，不如你跟他聊聊自己的情況？」瑪麗認為，有一個專業人士聽聽保羅的煩惱，或許對他的心結有幫助。事實上，這半年來保羅的精神狀態愈來愈不穩定。

經過瑪麗多次勸說，保羅終於願意跟心理學家面談。這一談

就是兩年，保羅因為能在心理學家面前暢所欲言而感到高興，精神狀態也愈來愈佳。當時，他也並非患有精神病，只是和心理學家聊一聊煩惱，紓緩了情緒。

但這不代表他放棄了自己的一套行政概念。他對佐藤康仍然充滿敵意，也認為他並沒有好好幫助南美洲的貧民。「如果我繼續做，一定會更好。」

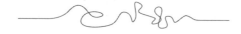

「保羅，有人找你。」想到這裏，懲教人員走進來，把保羅帶到一個會客室，內裏有兩位女士在等他，一個他認得是他的律師荳荳，另一個他不認識的，就是我。

「這是法醫精神科醫生何美怡，是來替你寫一份精神健康報告的。」荳荳向保羅介紹。

「保羅先生，我們是受你秘書瑪麗所託而來的。」我說着，

並請他告訴我他自己的背景。他由讀書時期開始說起，但真正值得留意的，是由收到詐騙電郵開始……

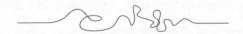

　　所謂的顧問，有事就顧問，沒事就閒人。大概沒多少間公司需要經常勞煩到顧問。可是保羅是個不甘寂寞的人，他常常向佐藤康找事幹。佐藤康左思右想，二〇〇九年，他找這位前主管負責一件「重要」的事：他們有一個公開的電郵郵箱，他請保羅負責管理和篩選，並把有用的電郵轉寄到相關部門。

　　於是，保羅便有機會接觸到來自不同地方的電郵，不斷有很多人說想捐款給慈善機構，當中有真有假。只要電郵是說想幫助南美洲的人，保羅就會特別留意。

　　這一天，他看到一個這樣的電郵：

敬啟者：

我們是一間非牟利機構，希望為南美洲的兒童盡一分力量，幫助他們能夠上學。我們已經籌得二十萬美元的捐款，只需要五百美元啟動資金，三個月後就能奉上捐款。未知　貴機構是否有興趣參與這個計劃？我們等待您的回覆。

南美洲兒童上學協會

明眼人一看就知道是詐騙電郵了，但保羅卻不這樣想：「如果我能夠私人拿到這二十萬美元，這些資金就不受總公司控制，成為我自己的資金了，那麼就可以動用這筆資金，用我的方法，幫助南美洲需要幫助的人了。」於是，他按照電郵的指示，將五百美元寄給這個協會。

接下來，他又收到差不多的詐騙電郵，這次需要八百美元，他又寄過去了。如是者，半年之內，他寄了接近十次，每次五百至一千美元不等。當然，這根本不會收到任何回音，但保羅依然沒有醒悟到自己已經受騙。他一再「原諒」那些協會未能及時把捐款傳給他，甚至有協會寫信要求「加碼」，多要數百美元才能「啟動捐款程序」，他都照做了。

一年後，他大概被騙了超過二十次，但仍然認為對方只是暫時無力付款。由於保羅每年都會把收入的一部分捐獻出來，幫助南美洲的貧民，所以本身積蓄不多。

他正在煩惱的時候，英加利婆婆的到訪，讓他看見一道曙光。

「説起來，真的十分感謝保羅先生。」英加利婆婆喝了一口茶，坐在保羅的辦公室，笑意盈盈的説。英加利婆婆是秘魯人，成長於貧民窟，當年多得保羅的到來，給予協助，才能好好安享晚年。她十分感激保羅，每年聖誕節保羅都會收到她的聖誕卡，每隔幾年她也會登門拜訪，暢談舊事。

「我也很想繼續為南美洲的朋友服務，可惜現在所有事，都由佐藤康先生負責了。」保羅説着，嘆了一口氣。

「那個什麼佐藤康！」英加利婆婆搖着手，説：「我的朋友有燃眉之急，想請你們幫忙。豈料他又要填什麼表格啊，又要入息證明，又要查這個查那個，人都快死了，錢還未到手。」

一聽到有人説佐藤康的壞話，保羅就開心了。他侃侃而談，

毫無保留，最後說到他正在籌錢想私下做慈善工作的事。當時，他再收到十多個詐騙電郵，正苦惱着沒有足夠的資金去拿捐款。

「原來這樣。只是欠一些錢，去啟動那筆捐款，是嗎？」英加利婆婆說：「好，包在我身上，我給你籌措張羅。」

一個月後，英加利婆婆向保羅遞上一張五千美元的支票，說：「保羅先生，我再次代表南美洲的朋友給你說聲謝謝！你這十多年來盡心盡力改善我們的環境，大恩大德，沒齒難忘！」

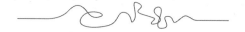

「那個可惡的保羅，把我們辛苦得來的積儲都騙了！」英加利婆婆憤怒的說：「佐藤康先生，此事你一定要來主持公道，我三個月內總共給他籌了二萬美元來啟動什麼慈善捐款！但半年了，一個仙都沒有捐贈過來！我也真的太笨了，為什麼沒有好好核實一下他所說的話！」

面對着英加利婆婆的投訴，佐藤康決定親自跑到保羅的辦公室，問個究竟。保羅也只好和盤托出。事件所牽涉的銀碼數目不多，佐藤康乃念保羅以往對慈善機構的貢獻，也不欲事件驚動總部，決定替保羅償還款項，但要求他立即退休，離開慈善機構，返回瑞典。

二〇一一年，六十四歲的保羅回到瑞典，瑪麗亦跟他一起回去了。瑪麗也是從佐藤康口中才知道保羅所闖的禍。這幾天，她覺得保羅意識朦朦朧朧的，問他關於詐騙電郵的事，他一時說無法自控，一時說無法分辨真假。

瑪麗決定帶他到精神科醫生檢查。保羅十分抗拒，但在瑪麗的煩擾之下，他終於勉為其難地答應。

跟精神科醫生見了三次面，最後得出一個結論：「保羅先生，你患了嚴重的妄想症，必須醫治。」

「我哪有妄想症？」保羅並不是在精神科醫生面前說的，而是離開醫務所之後，向瑪麗發的嘮叨。瑪麗也對妄想症這定論表示疑惑，他除了面對詐騙電郵怪怪的，平時也沒有什麼問題，真

的會是妄想症嗎？她囑咐保羅必須服藥之外，也不強求他一定要覆診。

事實上，保羅自此之後也沒有再見精神科醫生。

可是，有一件事只有保羅一個人知道，就是他仍然收到很多詐騙電郵。因為他打算以私人身分動用那一筆捐款，所以他開了一個私人電郵，慢慢地那些詐騙電郵都「認識」了他的私人郵箱，即使他回到瑞典，詐騙電郵仍然近在咫尺。

在見精神科醫生期間，他終於了解到詐騙電郵都是騙他的，可是之後沒有再覆診。

到二〇一三年，他又認為電郵中有兩個個案一定是真的。

這兩個個案，都是來自非洲的，一個是納米比亞，另一個是史瓦帝尼。「之前騙我的，都是來自南美洲的；這兩個來自非洲，應該是真的了吧。我常常關注南美洲，其實非洲的國家也很貧窮啊，如果有機會，不是也應該救救非洲的貧民嗎？」所以保羅向他們寄款超過三次。可是保羅自己沒有錢，所以只能不斷向朋友和家人借錢，最終欠下兩萬美元的債。

「瑪麗，能否給我一點錢？」在一個陽光普照的下午，英式的茶室內，當保羅說出銀碼之後，瑪麗立即意識到，他可能又被欺騙了。

「這次是真的。」保羅認真的說，語氣有點焦急：「經過上次的經驗，我能夠判斷出哪封電郵是真的，哪封是假的。我甚至知道很多都是假的，但這兩個必定是真的。」他從口袋中拿出兩張影印紙，上面是兩封電郵的複本。

瑪麗接過了複本，粗略讀了一遍，問：「這是半年前的電郵，你寄錢過去之後，有收到捐款嗎？」

「雖然未有收到捐款，但我收到對方的回應啊！」保羅說着，面露笑容。

「回應了什麼？」瑪麗有點討厭保羅這個笑容。

「他們說只要多付一次款，下個月必定可以收到捐款了。」保羅用右手舉出一隻手指，自信十足。

「保羅呀保羅，」瑪麗搖着頭說：「你還不醒覺嗎？你已受

騙了多少次！這兩個電郵，跟之前的那些，有什麼分別？就算那些電郵是真的，但你已經六十六歲了，亦退休了，不就應該好好生活過日子嗎？」

「原因只得一個。」保羅表情變得嚴肅：「因為我相信。我相信這兩間機構，一定可以幫助非洲的朋友。非洲貧民窟的人們，正處於水深火熱呢。」

「到底要我怎樣說，你才能相信那是騙局？」瑪麗很無奈。

「到底要我怎樣說，妳才能相信我呢？」保羅用同樣的語句反問，然後他站起來，指着瑪麗說：「三個月後，當我得到這筆捐款，我就能向親友證實，向妳證實，我並不是一直被騙的蠢人！」說着，他奪過帳單，逕自走到收銀處。

瑪麗不欲保羅不開心，最後都願意借錢，而且不只一次。

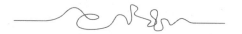

「當時精神科醫生懷疑你患了妄想症，你不相信嗎？」我當
然知道保羅不相信，但我想知道他的想法。

　　「如果說我相信那些詐騙電郵，就是妄想症，這不可能
吧。」保羅笑說：「我其他方面都很正常，正常的思考、判斷，
不像一個傻瓜啊，怎會是妄想症？」

　　但保羅錯了，妄想症（Delusional disorder），正正是指
「抱有一個或多個怪誕性的妄想，同時不存在任何其他精神病症
狀」。他們往往執著於別人並不認為重要的地方，伴隨着一定的
邏輯（但只是在其妄想之內成立的邏輯），且一般不會有行為異
常問題，如果真的出現異常行為，必定會跟妄想內容有直接關
聯。

　　如果配合保羅的現實情況，他的妄想症是執著於詐騙電郵必
定是真實的，邏輯是寄了錢出去必定會有回音，異常行為就是一
再受騙而不醒覺。

　　接下來，保羅說到了重點。

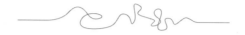

又過了兩年。

保羅變得神僧鬼厭，沒有親戚朋友願意跟他來往，因為每次見面，話不到十句，他就說要借錢，而且上一筆錢還沒有償還。親戚朋友也不介意借出去的錢一去無回頭，只希望保羅回頭是岸，明白那只是騙人的伎倆，可是經過不斷的努力勸說還是沒有效果，只好不相往來，互不拖欠。

只有瑪麗，對他不離不棄。一般來說，保羅的言行一直很正常。但只要瑪麗和他說起要還錢的事，或者質疑電郵事件的真實性，保羅便會變得非常憤怒。

這一天，二〇一五年十一月，保羅收到一個電郵，自稱來自一個國際組織。

敬啟者：

　　我們是一間非牟利國際組織，希望為全世界的貧苦大眾盡一分綿力。我們已經籌得一百萬美元的捐款，卻欠缺了啟動捐款的兩萬美元。未知　貴機構是否有興趣參與這個計劃？捐款一經啟動，三星期內我們會把捐款匯出，等待您的好消息。

　　　　　　　　　　　　　　全球支援弱勢社群立即行動協會

　　保羅憑「經驗」，覺得這個協會有其真實性，但他在過去接近十年的時間，大大小小被騙過多次，也感到累了。年近七十，或許真如瑪麗所言，要退休享福了。

　　可是，看着這個協會如此有誠意的電郵，必須禮貌地回覆，於是保羅回信：

全球支援弱勢社群立即行動協會：

　　貴會對全球弱勢社群的美意，本會深深感受得到。惟創辦人年事已高，也沒有財力繳付啟動捐款，未能合作，憾甚。盼將來

貴會找到有心人，一同為全球弱勢社群而努力，那是全人類的福氣。

保羅敬上

以為此事告一段落，豈料保羅竟收到回覆。

保羅先生：

　　保羅先生對全球弱勢社群的熱心，感動了許多人。本會決定，為保羅先生破例一次，代為繳付啟動捐款之費用，可是這樣做，我們無法把款項寄出，所以未知　保羅先生能否親身到來領取款項？本會可以負責　保羅先生的機票和酒店費用。

全球支援弱勢社群立即行動協會

　　保羅聽後，覺得對方不需要自己付錢，還說可以支付自己到那個國際組織的機票錢，便覺得他們一定是說真的，不是欺騙他。也因如此，他改變主意，認為自己必須要去這個地方。因為拿到錢之後，就能還錢予之前借錢給他的親友，也可以幫助全球數以萬計的貧民。

之後，保羅跟這個協會一直以電郵保持聯絡。協會對他說，他需要在同年的十二月中旬到他們協會那邊，可是協會在何方？對方一時說在美國紐約，一時說在加拿大，不斷轉換地點。保羅也不禁想：「為什麼總部會一直在變？」他忍不住去信質疑，每次都得到不同的答覆：

「不好意思，保羅先生，我們的總部在美國，但錢在加拿大。」

「不好意思，保羅先生，加拿大的一筆錢，被另一位付款啟動捐款的朋友先動用了，我們現正安排在洪都拉斯的捐款。」

保羅被對方的藉口說服了。最後，協會要求保羅先到巴拿馬處理文件，然後在香港提款。

這次，保羅決定不把整件事告訴任何人，直至他收到協會寄給他的機票和酒店安排文件，他才告訴瑪麗。

「巴拿馬，很遠啊！不要去啦，你年紀已經很大了，巴拿馬的治安又不好，我怕你有危險啊。」其實，瑪麗的心底話是，這也是一個騙局，不要去。

保羅堅持一定要去，誰也阻不了。瑪麗只說，要經常用手機保持聯絡。

　　十一月二十五日，保羅到達了巴拿馬，入住了協會指定的酒店。根據協會給他的日程，他辦完手續，三日後就直飛香港提款。可是，保羅到埗的第一天，沒有人跟他聯絡。他以電郵通知了協會的負責人，對方請他等一下，並提供了第二日的觀光行程，請他獨個兒遊覽巴拿馬。

　　第二天，他見百無聊賴，真的去看巴拿馬的風景。他有致電瑪麗，並說出情況，但瑪麗也給不出任何意見。

　　第三天的早上，協會一方的代表才出現，是一個年約四十歲、胖胖的女人。

　　「你好，保羅先生，我是協會派來的，我叫彭瑪，多多指教。」在酒店大堂的梳化上，彭瑪帶來了一份文件，以及一個行李箱：「協會需要保羅先生在這一份文件中簽署，並連同公司印章蓋印。」保羅用專業的目光審視了文件，大致就是要他收到一百萬之後，必須在指定的期限內提交捐助證據。

法醫精神科醫生工作手記

保羅認為條文並沒有問題，爽快簽署。

「另外，有點不好意思的是，能替我把這行李送到香港嗎？交給接應的黃小姐就可以了，是她的私人物品。對了，屆時黃小姐會帶同一百萬美元前來。」彭瑪説着，露出一個親切的笑容。

面對行李箱，保羅的警戒心也被喚醒。「我可以檢查一下嗎？」「當然可以！」接着，行李箱打開，內裏果然是一些女裝衣物，以及一些未拆開過的內衣。

「沒問題的話，就拜託你了，保羅！」彭瑪再次露出她親切的笑容。保羅感到笑容中有着不能違抗的威嚴，其實彭瑪沒説不帶行李箱就取不到那一百萬，但他卻總有這個感覺。

跟彭瑪告別後，保羅回到酒店房，又放心不下。於是把行李箱再檢查一次，這次他把所有東西都拿出來，甚至尷尬地把內衣都小心地拆封了，清楚檢查那些都只是日常衣物。

他打電話給瑪麗。

「小心點比較好啊。」從聲音中都聽到瑪麗的擔心：「裝作忘了帶這行李箱，可以嗎？」

「我檢查過很多次了，相信沒問題吧。都是衣服而已。」保羅說，「差不多時間要去機場了，我到了香港再給妳電話吧。」

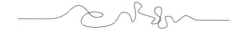

「之後就被香港海關捉到了，告你走私白粉。」我說着，保羅點一點頭，又垂下頭。

我認為，保羅的妄想症已經維持了接近十年。他前前後後為此虧了十多萬港幣，更欠下很多債。考慮到他本身是一個沒有多餘錢的人，這十幾萬港幣，真的不是一個小數目，可是他還是不能自控地認為那些騙局都是真實的。

控方認為保羅並不是無心運毒，而是故意如此。雖然他曾經患過妄想症，影響了他的判斷，但他現在已經恢復正常了。

可是，保羅真的痊癒了嗎？

在我面前，保羅如此說：「事件發生後，我感到很不開心，我發現自己這麼多年來似乎一直都被矇騙着，因此覺得非常難過，覺得自己很笨。我以後不會再回覆詐騙電郵了。」

雖然保羅如此說，但我並不覺得他已經痊癒了，即使是運毒案件發生了之後。他只是因為不想再把其他人捲進麻煩，所以才抑壓着自己的行為。但假如以後保羅再遇到同類型的事，他還是有機會再病發。就如當初他在秘魯被勒令退休的時候一樣，當他回到瑞典後，又再上當了。

在他的報告上，我為他寫了：他應該確實不知道行李箱中的是毒品，他的目的只是為了詐騙電郵那一筆金錢。而且這次還是第一次別人主動為他支付機票和酒店費用，此前他從來沒有遇過這種騙局，所以才會因而受騙。加上他也曾經檢查過行李，沒有發現有任何異樣，證明他也不是故意要運送毒品。

如果依照控方的說法，堅持保羅已經「恢復正常」的話，便解釋不到為什麼從他在秘魯被迫退休，到抵達香港的一刻，會有這麼多的親戚朋友，包括秘書瑪麗（我也跟瑪麗通過長途電話，

確認了保羅的說法都是事實），一直勸說保羅，他仍然不斷重複地寄錢給那些詐騙電郵。所以這也證明了，保羅確實是有妄想症的情況。

然而，有妄想症是否能夠給他徹底翻案？其實，即使保羅患有精神病，最後可能只會替他減刑，並不能脫罪，因為他確實把毒品運到香港。

後來，案情最峰迴路轉的是，因為控方的一些法律上失誤，保羅被判撤銷控罪，當庭釋放。

數天後，我收到保羅的電郵，說他回到瑞典，打算看精神科醫生跟進妄想症問題，但願這不是一封詐騙電郵。

「人生贏家」偷竊案
── 抑鬱症的衝擊

「藍凌同志，妳是國家的通緝犯，我不能讓妳出境。」二〇
一六年四月，在北京機場，藍凌聽到海關這樣說，呆了半晌。

「我在香港正牽涉一宗偷竊案，應該跟這兒沒關係吧？我反
而要先回香港，否則真的會變成通緝犯了。」藍凌有點焦急起
來，她想起三日後就是上庭的日子了，如果不能及時回港，怎麼
辦？

「我們不知道妳在香港的事情。」海關的說話並不帶半點情
感：「令尊藍強牽涉商業詐騙，連帶同志妳也需要協助調查。公
安很快會來到。」

藍凌茫然，頹坐倒在地上。為什麼會發生這樣的事？

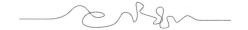

兩年前。

「白容，去年九月我的驗身報告有結果了，醫生說我有少少甲狀腺問題。」二〇一五年一月的一個中午，藍凌跟下屬白容一起吃午飯。從二〇一四年七月開始，藍凌自覺心情、胃口和睡眠質素都不太好，時常不想見人。

「要服藥嗎？」白容除了是藍凌的下屬，也是她的好友，很多秘密都會互相分享。白容十分清楚藍凌的精神狀況不太好。

「醫生說，症狀還在正常臨界線，所以沒有處方藥物。加上這些藥物一旦開始服用，之後便要一直服用下去，因此醫生建議先不要吃藥，還要持續測試，檢查情況有沒有惡化。」藍凌說

着，臉上已經寫上了「無助」兩個字。她面前的一盤沙律，沒吃了多少，但已經沒有胃口。

「感覺很不實在啊。」白容說着，搖着頭。她跟藍凌完全不同，叫了一份魚柳扒，大口大口的吃着。

「對，就是不實在。明明有病，但又沒有藥物可以治療，絲毫沒有覺得好轉。」藍凌透一口氣，又說：「月經還是沒有來，仍然是經常脫髮、失眠，上班的時候沒有精神，除了跟你談天的時間，情緒都很低落。」

「我明白啊！」白容的語氣十分貼心，說得有點想哭：「好吧好吧，放工後我們去『血拼』，花三萬元添置衣裝，心情就會好好的。」白容說着說着，自己也覺得興奮起來。

「別了別了。」藍凌搖着頭，說：「有錢也買不到快樂，很多人都不明白。」

藍凌今年三十六歲，是香港一間大型IT公司的經理，負責銷售的業務，主力跟內地客戶合作。最初她只是一個普通的售貨

員，一般人要由售貨員升遷到經理級別需要五年時間，但她僅僅花了三年時間便成為了小組經理。

後來再得到老闆賞識，很快躍升至公司中除了幾位老闆之外最有權力的一個，收入自然也很可觀，她懂得理財，積蓄豐富。可是，自從去年開始就渾身不舒服的。

這時，藍凌一邊說，一邊看手機，忽然留意到一則廣告，說：「白容，你聽過『自然療法』嗎？」

「自然療法？我知道啊。」白容不斷點頭，說：「我有朋友認識一位自然療法的醫生，我替妳找找他。」

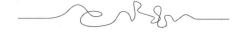

當白容把自然療法醫生的聯絡傳到藍凌的手機時，她也不太放在心上。因為月事失調，跟丈夫商量之後，她決定先找婦科醫生。藍凌的丈夫羅美奧是一個北歐國家的人，二人在藍凌一次背

包旅行中相遇。羅美奧是個小提琴家，到處街頭表演，雖然年紀比藍凌大十年，但當時二十八歲的藍凌卻覺得剛好。二人相識半年就結婚了，原本想環遊世界街頭表演的羅美奧，也願意為藍凌留在香港。他那藍色的眼睛是讓藍凌着迷的地方。「兒女的眼睛，是藍色的，還是黑色的？」他們都想知道答案。所以藍凌更急切想找婦科醫生。醫生為她處方了一些荷爾蒙藥物，希望讓她的經期回復正常。

可是這之後，她的月事還是沒有回復正常。後來她更嘗試看中醫調理身體，但結果還是一樣。

但在服食荷爾蒙藥的那幾個月，她的情緒有些好轉，不再那麼波動，也對日常的事物能夠提起興致；但一停藥後，情緒又變得低落。

二〇一五年五月，她終於決定去找這位自然療法醫師殷龍。

「自然療法，是指應用多種天然方法，使個人實現可達成的最佳健康狀態。比如喝礦泉水、天然的草藥等。」殷龍醫師說：「可是，妳的問題比較大，小姐妳體內的水銀含量很高，接近金屬中毒的狀態，所以必定要做重金屬的治療。」接下來，殷龍醫

師詳細介紹重金屬治療法，這方法有點奇怪，並不在藍凌的接受範圍，加上所謂的「水銀含量高」這説法，讓她感到十分疑惑，所以她拒絕了殷龍醫師的建議。

「不如多找一位自然療法的醫師再問一下？」又是一個中午的時間，白容聽完藍凌的煩惱後，提議：「我們不認識自然療法，自然不知道那個什麼殷龍醫師説的是不是真。如果另一個醫師也是説金屬中毒，那可信性高得多！」

藍凌也在想，反正傳統的醫生、婦科和中醫都解決不了問題（但她沒有去看精神科啊），看來自然療法可以多了解一下。她在網上搜尋，見到一位名叫紀玹的女醫師，似乎風評不錯。

「女醫師好啊，妳的婦科問題或許找女醫師談會更得心應手。」白容也拍掌同意。

二〇一五年十月，藍凌來到紀玹醫師的診所，醫師矮小的身形卻透露着自信，她仔細查問藍凌以往的健康情況，包括確認藍凌沒有吸煙吸毒，也知道她去年因為身體出現連串問題而把喝酒的習慣都戒掉了。在過去大半年，她的情緒愈來愈差，常常罵丈

夫、罵下屬的情況，都被紀玹醫師問出來了。一時間，藍凌覺得她非常可靠。

「妳有嚴重的水銀中毒，而且還有鉛中毒的情況。」當這話從紀玹醫師口中說出來的時候，藍凌感到難以置信，有一種已知道的信息被確認了的感覺。紀玹醫師續說：「我建議妳服藥，驅散體內的金屬。可是治療的方法極度麻煩，每吃五天藥，就要停九天，然後再吃五天，一共進行十個療程。」，這次藍凌接受了。

翌日，藍凌開始服藥，可是服了一個療程之後，身體還是有很多問題，頭痛、乏力的情況也沒有改善。而她每次服藥都會肚瀉、嘔吐、精神不振。她致電紀玹醫師，對方卻說這是正常情況，因為藥物會有很強的副作用，請她忍耐。

幾乎在她患上月經失調、失眠等身體問題的同時，藍凌的公司出現大變動，讓她的壓力倍增。

二〇一五年八月，藍凌的公司被同業收購，藍凌的職級和薪金不變，但已經不是除了老闆之外權力最大的人，跟她同級的一共有三人，維持着一定的競爭關係。最要命的是，藍凌需要負責的工作範圍不再是內地，而是外國。她的英文並不十分出色，讓她很不習慣，深感壓力。羅美奧希望她休息一下，家裏反正不缺錢，況且在這時候養病，不是更好嗎？但好勝的藍凌並不這樣想，她要證明，無論在什麼崗位，她都是那位出色的藍凌，沒有人可以取代。她報讀了一個英文課程，她要闖過這一道難關。

所以，即使自然療法有極嚴重的副作用，精神雖然稍微好轉了一點，但情緒還是一樣的差，然而她還是堅持上班、上學。

二〇一六年一月初，即進行自然療法三個月之後，藍凌迎來了一波興奮。

「老公，我那個來了！」藍凌在洗手間興奮得大叫。羅美奧也十分高興。藍凌決定翌日立即到紀玹醫師的診所做測試，測試結果顯示，體內的水銀已回復正常，但鉛還是偏高。

難道自然療法真的有幫助？雖然經期真的恢復了，但藍凌的精神健康狀態仍然一般，失眠的情況並未改善，而情緒依然波動。

這時候，她收到住在北京的父親因病入院的消息。

藍凌原是北京人，十九歲才來到香港。由於一孩政策，她是家中的獨生女。而藍凌的母親在湖北出生，是一個很容易焦慮緊張的人。

藍凌的童年並不愉快，因為她的父母十分要面子，一直要求她表現優秀，讓他們可以到處炫耀。父母還不斷要求她和其他孩子競爭，要求她贏過其他小孩。但除此之外，一家人的相處還是融洽的。

十三歲的時候，由於戶籍的問題，她需要回湖北念書。在江西時，她只能住在舅舅家裏。但是不知道為什麼，舅舅和舅母待她非常差勁。不僅不理會她、不和她說話，更不讓她吃飯。她非常失落，但又不敢跟父母說這件事，求助無門。後來到了十六歲，她有能力自己搬出來居住，這才告訴家人，自己受到舅舅一家虐待的事。

雖然童年過得不愉快，但也是這段日子的磨練，讓藍凌成為一個不遜色於任何人的商界女強人。

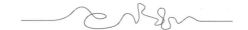

　　二〇一六年一月十日，藍凌向公司請了大假，回到北京探望父親。一月十九日，父親出院後的第三天，她也回到香港，當晚出現喉嚨痛的症狀，後來發高燒，翌日更有失聲的情況，喉嚨痛得晚上根本無法入睡，但她仍然沒有看醫生，還堅持上班。第三日，即一月二十一日，她退燒了，但還是覺得頭痛、喉嚨痛，原本她仍然想上班，但由於實在太累了，便決定留在家中休息。睡到中午十二時，便因為肚餓而醒來了。由於她的傭人正好在放一星期假，她只好call Uber，前往中環IFC的超級市場買食物。

　　藍凌每次到超市，都有一個習慣，就是用兩個環保袋。這是白容教她的：「把第一個環保袋放在購物車上，然後把需要的貨物放進袋中。結帳的時候，把整個環保袋交給收銀員，不就行了嗎？這樣就不用逐件貨物放到收銀台上了。」白容説的時候，藍

凌感到白容的厲害，這確是方便又醒目的做法！「收銀員會在環保袋中取出貨品來『嘟』嘛，這個時候就要用第二個環保袋了，請收銀員把貨物『嘟』完之後，放回第二個環保袋中，這不就乾淨企理嗎？」白容一邊說，藍凌一邊鼓掌。

可是，藍凌沒精神回想白容的笑容，她一直在想買什麼吃好。其實她沒什麼胃口，旨在出來逛逛，看到好像好吃的就買，也不顧是否想吃，反正先買回來。她到牛肉檔請那位靚仔師傅切一塊牛扒給她，下單的時候想吃西冷牛扒，但當牛扒拿在手中，她又想吃清淡一點，想到菜檔買菜心。然後又想放肆一下，去買薯片……」

想着想着，也不知不覺逛了很久，突然，她望一望手表，原來已是四點零三分，她忽然清醒過來：「我約了Uber司機四點正！」她十分焦急，直接拿起環保袋，還沒付款便離開了。她也不知道自己為什麼沒有付款。她不但出門前特別記下要帶上這間超級市場的信用卡，為的是要儲積分；況且，即使不使用信用卡，她身上也有過千元的現金。

藍凌急步跑，跑到Uber停車的地方，終於被後面的老保安追上了。

「小姐，」老保安氣喘喘的說：「我懷疑你偷竊，你這袋東西有付款嗎？」

　　這時候，藍凌真的、真的醒來了：「噢，對不起，我真的不是想偷東西，只是忘了付錢。」她匆匆忙忙的又跑回超級市場的收銀處，只見除了職員之外，警察也出現了。她向職員稱說要交還貨物，希望店員放她離開。可是對方卻堅持報警。

　　「對不起，我不相信有人會一時大意把超過十件貨品放在袋中拿走。」職員如是說。無論藍凌怎樣解釋，他都只重覆：「到法庭跟法官說吧。」

　　那一刻，藍凌覺得自己的人生要完結了。因為公司十分着重員工的操守，如果有任何犯罪紀錄，她一生在打拚的事業，她重視的名聲，都會毀於一旦。

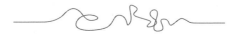

藍凌被捕之後，還押一天就提堂，裁判官把案件押後至同年五月，藍凌獲准保釋。此事並沒有傳媒報道，公司並不知曉，藍凌亦繼續上班。但因為她的精神狀態非常差，她的代表律師介紹了她來看我。

　　藍凌把甲狀腺問題、精神情緒問題、自然療法、父親患病等問題一一告訴我之後，我認為她來見我的當下，其精神狀況非常差，比她所說的任何一段時間都還要差。而且，我診斷出她患有抑鬱症。

　　「紀玹醫師也說過我患了抑鬱症……」藍凌突然冒出這句話。

　　「為什麼妳剛才談到自然療法的時候沒有提及？」

　　「因為我不想別人知道。」藍凌低着頭說：「那時是公司最重要的時期，我不希望有人知道我有這樣的問題，這是一個弱點！但我相信自己能夠克服。」

　　「有病就要服藥，怎能自己克服？假設妳有高血壓，妳能夠自行命令血壓降低嗎？不行，是嗎？抑鬱症也一樣，不可能自己

克服。」我提議向她處方抑鬱症的藥物，之後的三個月，她也一直到我的診所覆診。她的病實在太嚴重了，即使情緒已經比之前有明顯的好轉，但她的精神和精力還是不太好，即使吃了安眠藥也還是無法安睡。我還在苦惱要不要給她加藥，但在四月底開始，她就沒有再覆診，甚至聯絡都聯絡不上。

如是者直到同年八月，她終於再次出現。

這時候，在我面前的藍凌，精神狀況又變得更差，面如死灰。

她向我說出她沒來覆診的原因。

「今年四月，因為我害怕上庭後自己需要坐牢，無法再見家人，於是回到北京探望父母。怎料探完父母準備回港，在北京過關時，海關指我是通緝犯。他們說我的父親十幾年前曾經牽涉一宗商業案件，而我的戶籍也被牽連在內，因此也在通緝名單上。我說『可是我今年一月才回去一次，沒有事啊，我才跟父親道別，他也好好的』。怎料海關說，我父親剛剛被捕了。我嚇得說不出話來。後來他們把我關起來，我無從得知父母的情況。到了七月，公安查明一切事情與我無關，才把我放了。我立即趕回

家，才知道父親真的被公安抓了，母親大受打擊，病倒了。直到現在，我還是不知道父親發生了什麼事。」藍凌一口氣說出她的經歷，我也感到匪夷所思。

「在這種情況下，我根本無法回到香港，也因此無法上庭。」藍凌嘆了一氣：「由於此前中國公安無論如何都不讓我回港，即使我說需要上庭審訊仍不獲豁免，所以在香港的紀錄中，我被視為棄保潛逃了。回港之後，我馬上到警署報到，然後向法庭解釋事情的來龍去脈，後來我獲安排在八月重新開庭審訊。所以，麻煩醫生為我更新病情報告。」我一早知道，我為她寫的第一個報告根本無法帶到法庭。

「妳在北京期間，不能服藥了。」法庭報告是其次，照顧她的健康才是最重要。

「對，我很久沒有服藥了，而且……」藍凌有點欲語還休，淚水突然從眼眶湧出來，她掩着臉，說了一句話，很模糊，但我聽到了：「我丈夫說要跟我離婚。」

藍凌哭了一會，我耐心等待她心情平伏之後，她慢慢吐出話來：「他說，我身上發生的情況太多，他難以處理，承受不了。

他又說我整天只顧抱怨工作上的問題，又常常罵他，令他很難受。他說的時候，我還在北京坐牢，他們讓我打電話回家，但我竟然聽到這樣的消息。我被釋放之後，立即致電回家，傭人說他早已收拾了所有東西離開了。」

我忽然有點不知怎去安慰她，她的遭遇實在太可憐了。

「白容說，他可能害怕我被判罪，也可能害怕我拿錢去救濟父親，以後會失去所有財產，所以要在這時先和我分家？我不知道，我好像已經不認識這個人。回港之後，我一直都聯絡不到他，直至收到律師信，他單方面辦離婚。」藍凌愈說愈平靜，最後淡然地說：「我辭職了。我向公司坦言自己牽涉入偷竊案，他們也沒意思挽留。未來還有很多事要跟進呢，離婚手續，父親在北京的情況，還有我的病。幸好我還有錢。」

我認為她明顯患有抑鬱症，即使在案件發生前，其實她已經患上這個病了。但我認為藍凌的抑鬱症其實與她的甲狀腺問題有很大的關係，因為抑鬱其實是甲狀腺出現問題的其中一種徵狀。在發現病徵後的幾年，藍凌一直有持續測試，檢查結果還是一直在正常的臨界線。直到二〇一五年八月，她來到我這兒做報告之前，病情的測試結果也沒有改變。

另一方面，所謂中水銀毒和鉛中毒，無論孰真孰假，其實也可以影響情緒，所以這些問題可能也會影響她的抑鬱症病情。綜合而言，藍凌的抑鬱症其實不純粹是一種情緒病，而是因為藥物和生理疾病的問題，導致她患上抑鬱症，卻沒有人醫治她的病。

然而，她的抑鬱症並不會因為她治好了其他的生理疾病而好轉。因為抑鬱症會影響人的血清素，而這種血清素，不會因為她治癒了其他疾病而重新上升，減輕抑鬱症的情況。

我認為抑鬱症是其中一個令她出現情緒問題的原因，除此以外，因為工作而長期失眠、睡眠不足，其實也會影響我們大腦的運作，干擾我們做決定。藍凌長期睡眠不足，加上案發前幾天，她幾乎完全沒有睡覺，這些情況都影響着她的大腦運作。同時，她的傷風也會影響人的想法和大腦，所以在以上情況綜合的環境下，她才會做出讓人匪夷所思的行為。

藍凌找了很多律師，希望能夠銷案。我不知道她的案件最後怎樣判決，因為她的案件結束後，她便去了中國，拯救父親，再沒有找我覆診了。

好好先生的分裂
──情緒轉變與誤殺

二〇一五年二月五日，星期四。

陽光曬到羅德長的頭上，他摸摸自己胖胖的頭頂，滾熱的。
他望望手表，十一時五十五分，距離速遞店開門，尚差五分鐘，
但前面已經有十個人在排隊。

「今天有速遞，要到速遞店取，麻煩你了。」今天一起牀，
羅德長就收到妻子周冰的短信和速遞編號。大半年前，周冰說因
為年邁的爸媽乏人照顧，平日放工後要回老家居住。她今晚晚飯
前才會回來，所以請他先去取速遞，應該是一些網購日用品吧。

站在羅德長前面的是一個他認為至少七十歲的老人，身材瘦

削，頭髮花白，正在吃一個菠蘿包。突然，這位老人離開了大隊，走到附近的垃圾筒，原來他吃完菠蘿包了，把膠袋掉進垃圾筒內。

當老人離開大隊，羅德長就站前一步，填補了他的位置。老人掉完垃圾回來之後，走到羅德長面前，說：「不好意思，我剛才排這裏的。」

「你，剛才離開了，離開之後，就要回到隊尾。」羅德長望着老人，右手指一下隊尾，就別過了頭。他很不屑這樣的人，不依規矩。

「我只是掉垃圾，掉完就回來了，況且我一直在排隊，前後左右都看見。」老人愈說愈大聲，聲音帶點不滿。他說到最後一句，眼望其他排隊的人，想讓街坊評評理。

也真的有街坊為老人說話：「伯伯真的一直在排，你就讓一讓他，何必那麼固執？」說話的是排在老人前面的一個年輕人，有人開了聲之後，其他街坊都紛紛說：「給他站回原本的位置吧！」「不要小事化大，前後一個位而已。」

「不行，離開了，就是離開了，什麼是再回來？」羅德長再次望向老人，說完就舉頭望天，聲音很倔也帶點鄙視。

「還我的位子！你這樣不是『打尖』嗎？」

「打尖」兩個字，觸動了羅德長的神經，他帶點怒氣的說：「誰打尖了？我一直站在這裏！」

「你打尖呀！」「你打尖呀！」老人和羅德長開始互相指罵。旁人有些躲在一旁，有些勸交。

「打尖，去死吧！」羅德長突然右拳一揮，擊向老人左邊臉頰，老人冷不防對方出手，失了平衡，向後跌倒，之後羅德長踏前兩步，向倒地的老人身上踢了兩腳，說：「打尖吖嘛，打尖吖嘛！」彎下身來準備再飽以老拳，卻遭街坊阻止、制服。街坊回頭看看老人，發覺除了地下滿佈血漬，就連停泊在旁的私家車上也有血，原來老人被羅德長推了一下，頭部撞向了私家車才倒地。

老人一動不動，也永遠都不會動。

羅德長被控誤殺，不准保釋，還押荔枝角收押所。

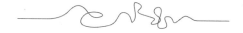

「羅德長，六十歲，涉嫌排隊爭執時誤殺一位七十三歲老翁。」律師荳荳又把一份檔案放在我面前。我說：「我記得，個多月前的案件，我不是說我很忙，已經推卻了妳嗎？」

「對。但我已經找了三位精神科醫生看他，他們面見了幾次，隔兩天傳來了報告，都說他沒有病。」

「那就很清楚沒有病了吧。」我說。

「可是，有些解釋不了的問題。」之後，荳荳說了她心中的疑慮，並說：「妳先看看羅德長的精神健康報告，好嗎？如果妳看過之後，覺得報告問題不大，那我就認了。」

荳荳可能有點武斷，但我一直都強調，懷疑身邊的人有病，必須請他先看醫生，尋根究底，這一點，荳荳做對了。

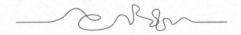

　　二〇一五年三月十二日，星期四。

　　問診羅德長。

　　看過幾位精神科醫生撰寫有關羅德長的報告。我覺得醫生對羅德長的觀察都很仔細，問診的過程在他充分合作下亦沒有瑕疵。

　　事實上，我們見過有人扮病，想住醫院不想住監獄；但羅德長的合作反而是展示了自己沒有扮病。而這幾位醫生亦有透過觀察，判斷羅德長的精神狀況一切正常，似乎，沒有懷疑的餘地。

　　不過，我還是跟荳荳一起到荔枝角收押所見羅德長。因為我

發現，他的性格和行為有點不一致。像荳荳所言，的確，我想像不到這樣的一個人會犯案。這中間或許有一些小螺絲，是之前的幾位醫生沒有發現。我沒有說他們做得不好，或者這幾顆小螺絲未必重要得能推翻他沒有病的判斷，但既然有疑問，就必須去跟進，我相信這幾位精神科醫生，都會同意我的做法。

「你⋯⋯好，何⋯⋯何——醫——生。」荳荳把我介紹給羅德長時，他說話非常緩慢，根據報告，他曾經中風。他的頭比較大，明顯之前是一個胖子，因為病而瘦了一圈，但「件頭」仍然很大。

二〇〇八年，羅德長五十三歲時嚴重中風。那一天，他約了妻子在美孚吃飯，走上一條長長的樓梯之後，突然暈倒在地上。妻子立即叫救護車，羅德長在醫院做了一個大手術，終究救回來，但左手變得無力，雙腳也變得遲緩，視力和說話能力亦受影響。

「那時，很沮喪，像廢人一樣。但我積極樂觀，也很努力。聽醫生指示，給左手和雙腳做物理治療，半年左右，我恢復了左手，又花了一年多，可以站起來。但真正不用拐杖，要三年。視力和說話能力，就回不來了。」明顯，羅德長說話並不通順。

之後，羅德長開始談談他的成長。他是獨子，在香港的屋邨長大，父親早逝，由母親一力帶大，沒什麼親戚。他沒有煙酒的習慣，也沒有精神病的病史。羅德長成績不算好，但因為性格討喜，即使幾次在留班的邊緣，都被老師網開一面，但愛他可能反而害了他，羅德長的功課一直都追不上，中五過後沒有學校收留，只能出來工作。他做過很多職業：文員、售貨員、廚房……但總覺得不太適合。後來一位朋友提議：「不如考個貨車牌，可以做巴士司機、貨車司機、小巴司機。」羅德長想一想，也有道理，駕駛這個技能應該較容易吧，所以有一段長時間成為了巴士司機。九十年代末開始，深圳和香港交流蓬勃，羅德長在朋友的協助下，轉做中港貨車司機，收入比起做巴士司機時更豐厚。

　　「中風之後，雖然能夠再次走路，但駕駛就不可以了。大概二〇一一年，我去考馬會的電話投注員，我有賭馬賭波的習慣，很快就上手了。」

　　「跟同事的關係如何？」

　　「不錯，老同事和新同事，都願意聽我的，他們常常犯錯，都是我在指正他們。」我聽得有點怪怪的，重點記下了這一點，之後再思考一下。

「可以形容一下自己的個性嗎？」

「隨和，不愛發脾氣。你們都不信，但打死人是一時衝動，從沒試過。朋友說我沒有野心、沒有目標，所以才隨和。對啊，我跟他們不同，他們拚命考進大學，要年薪百萬，我不這樣想。」

「中風對你的脾氣有影響嗎？」

「不會，最初是不開心，但治療好之後都一樣了。我性格沒有改變，自己很清楚。很平靜，不容易煩躁。」我點一點頭，這一點且暫時停在這個地方。

「跟妻子是什麼時候認識的？」我轉個話題。

「我在二〇〇〇年跟妻子認識的。她一家人原本住在深圳，她有香港身分證。她媽媽認識我媽媽，說要介紹女兒給我，我們見面後覺得很好，就拍拖。她說我開朗、溫柔、親切，脾氣又好，又願意照顧她。」羅德長說時，笑了一笑：「我們在二〇〇五年結婚。因為媽媽患了癌症，說想看到我們結婚，所以就結婚。媽媽在翌年便逝世了。」

「跟妻子的關係好嗎？」

「很好啊。結婚之後，外父外母申請來香港，住在上水。近幾年，她說因為要照顧他們，平日都回娘家睡了，我們見面雖然少了，但仍然很好，天天談電話。」

「已經幾年了？不覺得妻子有其他原因而要搬離？」

「不可能。」羅德長搖頭說：「她要照顧外父外母而已，我會配合。」

「有爭吵過嗎？」

「不能說沒有，但很少，絕少。夫妻間的小爭執那種。」

「回說排隊那一天，發生了什麼事？」羅德長詳細描述排隊時的心路歷程，最後他說：「我真的一時衝動了，我很少這樣的，鑄成大錯。我不應該大力推他的。」

「對於他打尖，有什麼看法？」

「雖然説死人壞話不太好，但我還是想説，他就是不對。如果他肯按規矩排在隊尾，就不會有悲劇發生了。」

　　我跟荳荳點一點頭，示意可以結束問診。

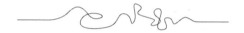

　　「妳看看，他説自己開朗、溫柔、親切，脾氣又好，這個形容，可是……」離開荔枝角之後，荳荳搶着説：「開朗，他大部分時間都沒有笑容；溫柔，他很倔啊；親切，我只感到他有多冷漠；脾氣好，剛才倒是沒有發脾氣的。」

　　我點一點頭，但其實心裏在盤算着一些情況，半晌問：「他的妻子一直都不願意出來，是嗎？」荳荳點頭，有點無奈。

　　「那麻煩妳要想點辦法，他妻子的想法很重要。」我想了一想，説：「我想見一些人，請你幫忙。他的同事、朋友，不同時

木
在
場
證
人

法
醫
精
神
科
醫
生
工
作
手
記

期的，比如馬會的同事，或之前在巴士公司的同事等。嗯……他好像沒有其他親人？」

「沒有，他是獨子，父母都走了。」

「那麼，妻子的話就更重要了。」

「好！」

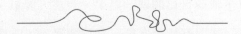

二〇一五年三月二十日，星期五。

朋友、同事的問診。

荳荳很厲害，一個星期之後，我就接連見了羅德長的幾個朋友和同事，她還安排了讓我一天之內見完，十分貼心。

第一個是巴士公司的同事，他叫阿明。阿明説：「德長是一個優秀的車長，駕車技術又定，脾氣又好。有時我們巴士司機『落更』時，會一起吃宵夜，都會談到一些『奧客』，他説他試過被一個乘客莫名其妙的罵足三十分鐘都面不改容！我問他：『他罵足你祖宗十八代啊，你不憤怒的嗎？』他跟我説：『罵完又不會少一條頭髮，任由他罵吧。況且他遲早要下車。』你説，是不是超級好人？可惜他突然中風，我都説他偏胖，肥人到五十多歲要小心。中風之後都較少聯絡了，但有一次，我約他出來吃飯，他的脾氣暴躁了不少，我以為是他心情不好，也沒有深究了。但這次看到新聞真的難以置信，這樣好的人，怎會捲入這種事件？希望他沒事。」

　　第二個是羅德長在馬會工作時的主管，他要我叫他做海山。海山説：「德長這個人，有點怪。電話投注這回事，自己顧好自己就好了，但他總喜歡留意旁邊的同事，常執著一些很細微的小節，然後向同事訓話，弄得大家很尷尬。什麼小節？比如有一次，他聽到同事沒有跟客人説『再見』，就立即教訓同事沒有禮貌，但原來對方一早切了線，他不知道，卻又要裝模作樣。很多同事都害怕坐在他旁邊。可是，他自己也不見得做得多好，他很沒耐性，客人説得慢一點，或沒有按程序投注，他就不耐煩、暴

躁，喝罵客人，都收過幾次警告信了。唉，這次事件，不意外啦，他就是這種人。」

海山離去後，荳荳十分驚訝的說：「他們的說法完全相反啊，怎麼會這樣？是雙重人格嗎？」

「應該不是雙重人格，但還未百分百肯定，之後的幾位朋友，認識他的年期比較長，應該會有決定性的答案。」我回應。

第三位是羅德長的中學同學黃雄，在他準備說話之前，先「唉」的一聲嘆息了一下，才說：「以前的德長，根本不會發生這種事。中風後他性情大變。之前，他是個很隨和的好好先生，但這幾年則變得非常煩躁，很執著，也很容易因小事而生氣。可是，他每次生氣都說：『我很少生氣的，但今次就連我這個隨和的人也忍不住了。』但其實他次次都在生氣。而且，他變得沒禮貌，我們是一班同學來的，每次都是五個男人的聚會，喝喝酒，聊聊天，可是他總是在我們談得興高采烈之際，強行轉移話題，要聽他想說的，說什麼壽山石，如果不聽，他便會不高興。久而久之，有幾個朋友都受不了他，其實我們近這一兩次聚會都沒有再叫他出來了，甚至開了一個沒有他的WhatsApp群組。說實在，我有看報紙報道，固執、衝動，那是現在的德長會犯的錯。」

然後，幾位中學同學都先後來到，説法跟黃雄差不多。

　　最後一位，是羅德長妻子的妹妹周樂。荳荳通過周樂，遊説到周冰願意來見我們了，但周樂也想説一下：「我姊姊十分憤怒，去拿一份速遞，竟然打死人了，這是多麼的難以接受啊。我一直不喜歡姊夫，從來都不喜歡。姊姊説他隨和，其實他是沒有主見，根本不是一個有用的男人。不過，他對姊姊好，對我們家人都好，那就算了。而且，見他中風後很努力的復健，也不是沒有上進心。但他近年的脾氣太差太差了，連我爸爸都罵……姊姊的部分由她自己説吧，我只想説，他把我姐弄成這個田地，我是永遠不會原諒他的。」

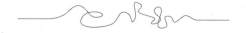

二〇一五年三月二十五日，星期三。

問診周冰。

再一星期之後，四十七歲的周冰，坐在我面前，訴說跟丈夫的關係。

　　「最初的他，真是溫柔、開朗和親切的人。我很感恩母親為我帶來了這個男人。」周冰說得很平靜，平靜得像是說別人的故事：「可是開心的日子直到他中風之後就消失了。中風之後，他整個人都變了，常常自言自語，又容易發脾氣。最初，他不會發我脾氣的，但我會感到他的性情變得不一樣，他老愛跟陌生人發脾氣。有一次我們一同逛街，他不小心撞到一個路人，或可能是路人不小心撞到他吧，不知道，總之他立刻非常生氣，跟那個路人吵架，甚至氣得躺在地上喊人打他，喊得嗓音都啞了，反而嚇跑了路人。又有一次，我們一家去酒樓吃飯，要拿號碼籌，他突然跑到知客面前大罵她，說為什麼較他遲來的客人會比他先入。其實人家是二人小枱，我們是六人中枱，根本不是同一條隊伍，但他不知道。那次他把酒樓知客罵哭，要經理出來調停。」

　　「我在想，是否中風後他因為手手腳腳動不了，視力失去了，說話也慢了，所以自卑，心情不好？作為妻子，我想我可以理解的，默默的在他身邊支持他。可是之後發生的事，我卻捲進了暴風的中心。有一次在我娘家，爸爸說他的衣服不好看，他竟

然整個人上了火，不停用髒話罵我爸爸，極難聽！他以前從不說髒話的。」

　　說到這裏，周冰不禁流下眼淚。我讓她哭一會，她平伏心情之後繼續說：「這次之後，我開始跟他吵架了。爸爸那一次事件，他回家後有認錯，說他也不知道自己為什麼會這樣動怒。他說無法控制自己的情緒，所以覺得很氣憤。這是我們唯一一次靜下來討論這件事，但沒有用，他之後變本加厲，遇上小小事就在家罵我，天天吵架，誰受得了？所以我隨便說了一個要照顧父母的理由，一星期回娘家住幾晚，希望少見一些，摩擦會少一些；也期望小別一下，他整個人也會冷靜下來。」

　　我點頭，表示理解她的想法。

　　「但你先生一直說，他脾氣很好，跟妳的相處不錯。」

　　周冰冷笑了一聲，說：「他每次發脾氣，過後都不算數的。每次總是說：『我那麼好脾氣的人，都給妳弄得生氣極了』，然後就發飆。我真的不知道該怎樣說，是他不知道自己性情大變

嗎？還是怎麼樣？我不知道。現在也不想理了，反正他自己要負責任。」

我再沉默一會。那句「我那麼好脾氣的人，都給妳弄得生氣極了」，在黃雄口中也聽過類似的。突然我想起，黃雄說過什麼壽山石，於是我問：「中風之後，他有什麼喜好、行為上的不一樣？」

「有，他現在喜歡蒐集壽山石，不知哪裏來的興趣。中風之後，他有過幾樣興趣了，都是忽然出現的。最記得第一次，突然說要打保齡球，就買了不同磅數的球回家，我說：『去保齡球場打球，不用自己買啊。』但他卻說要儲保齡球，不同顏色的，然後又買了許多有關保齡球的影碟回來。當對保齡球的熱潮冷卻了，他又突然喜歡蝴蝶標本，天天上網搜尋資料，又買許多相關書籍回家。之後還有什麼，我忘了，現在就是壽山石，弄得家裏石頭處處。對了，他最讓人討厭的是，當他喜歡那樣物件，就無論見到什麼人都要聽他說，煩死了；他還會買東西送給人，送保齡球、送蝴蝶標本給朋友啊，傻的嗎？」

我再三感謝周冰女士的協助，送她到門口。最後她說了一句：「希望我說的話有幫助吧。」我微笑，點頭。

回到座位，我立即收到荳荳的電話，我劈頭第一句就說：
「拼圖已經完成了，答案可以揭盅！但要先到荔枝角找羅德長，
再問診一次就可以了。」

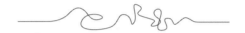

　　二〇一五年三月二十六日，星期四。

　　二度問診羅德長。

　　意外的是，這次他說話的速度快了。「被捕之後，沒事做，
所以訓練自言自語，慢慢地語言能力又回復一些了。」羅德長笑
說。

　　「我問過你的同事、同學，還有你的妻子，所有人都認為你
有問題，中風後性格改變了，為什麼你覺得自己的脾氣沒有變
化？」

「所有人都在說謊。我想，朋友和親人都害怕我要坐牢吧，所以才說那些謊話，他們希望能令我快一點出獄，但其實我根本沒有問題。我跟所有人都是好朋友，而我根本不會發脾氣。」羅德長說：「我不認為自己在中風後有性情大變，我自己最清楚的了。」

「但那些同事都說，你在公司並沒有多跟他們說話啊。」

「是的，我們很少說話，但大家的感情很好。少跟他們說話的原因，因為他們的話題多是買房、買股票，他們的經濟環境比我好，我談不上來。」

「同事說，你經常跟他們吵架。」

「這都是同事之間的開玩笑，根本不是真正的吵架啦。況且，指出朋友和同事的錯誤，不就是朋友的功能嗎？總之，我們沒有吵架，氣氛良好。」

「但有同學不想跟你來往了？」

「有嗎？不可能，我們這麼多年朋友了，不計較這些啦。」

「妻子也承認了，因為你的脾氣，她搬回娘家了。」

「妳為什麼總是要說這些？妳再說，我這個好人都要生氣了，不要離間我和老婆啊。」他憤怒得拍桌站起來，被懲教人員攔阻。

在他冷靜過後，我提到壽山石，他展現了對壽山石的興趣，我好不容易才脫離了他那壽山石的話題。他知道自己喜歡一樣東西時，就會一頭栽進去，這是近年的習慣，他不覺得有問題，認為對事物投入是好事。

羅德長確認了我的假設，我相信我破解了荳荳心中的疑團。

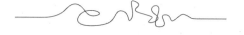

「羅德長患了的，是『一般性醫學狀況造成的人格變化』（personality change due to another medical condition,

Disinhibited Type）。意指因為一些病，導致了人格出現變化。對羅德長來說，這個病就是中風。」

「是因為中風，令他感到不開心，失去了鬥志，或脾氣變差？」荳荳問。

「不，不是中風的心理後果，而是中風本身這個病，就會令人性格改變。因為他的腦部受到中風的影響，令其結構或神經傳遞物質改變，而這個改變，他自己是不知道的，以為自己還是中風前的那個人。但旁人卻完全可以感受到他的變化，因為改變得實在太多了。」

「這種改變，會變成特定的個性嗎？」

「不，羅德長的案例，是由開朗、隨和，變成執著、衝動，要人認同他的說話，否則就會發飆。可說性格變差了；但也有例子是由喜歡挑戰制度，變成順從規則。也有些外向變成內向，或由活躍變成文靜，這些都有可能。」我想一想，續道：「他對興趣的狂熱，也是執著、頑固性格的一部分，有點極端，他要別人一起討論，把喜歡的東西贈予人，都是尋求認同的表現，但只要認同感不足，就會衝動、發脾氣。」

「能夠醫治嗎？」

「如果變好了，應該不會有人想醫治吧。」我笑説：「但其實一般難以醫治，但至少要讓病人知道自己的轉變。對羅德長而言，可以以服藥或用行為治療，希望去改變暴躁、頑固的行為。」

這件案件帶出了兩個狀況：首先，一個人性格大變，本人可能完全不知情。假如醫生只面見病人，精神健康報告便會變得一面倒。因為病人真的覺得自己沒有任何改變，只是一時錯手做錯事；但如果醫生能蒐集多些病人的資料，無論是物件上的資料如以往的病歷報告，還是病人的親人、朋友等，綜合這些關於病人的資料，才會明白事主身上出現了很大的轉變。所以醫生其實也有點像偵探，要靠很多細節來判斷情況，只是我們需要綜合線索來找出病人所患的病。

第二，如果醫生不去努力找出以上的資料，就沒有人會知道病人的情況，也會害了病人。這與病人會不會被判刑無關，無論他有沒有罪、要在監獄渡過餘生還是有機會重投社會，他都要跟人接觸的，如果他不知道自己有這些問題，小則影響人際關係，大則再次做出更多過激的行為，這都不是我們願意看見。

所以醫生除了努力跟病人問診，還要細心地接觸病人身邊的人，蒐集其他相關資料，這些都是非常重要的。

最後，我向法庭建議了給他「無限期入院令」，意指入住小欖精神病治療中心，即讓精神病人住的監獄，直到康復為止。然而，如前所述，這個病難以康復，如果入罪，可能要在小欖待一個很長的期限。

不在場證人

法醫精神科醫生工作手記

在道德底線遊走
── 躁鬱症的兩極

「會計部那個美如,她付錢請你跟她上牀?」五十六歲的思嘉,站在孫生辦公桌的旁邊,她原想質問孫生為什麼這兩天都準時放工,明明這是公司最繁忙的季度,人人至少晚上十一時才走,偏偏孫生早就不在位子,十分礙眼。這晚,孫生反而成為最晚走的一個,時為十一時半,她見他也準備離開,所以跑去質問。最初孫生支支吾吾,但思嘉一直站在那兒等答案,最後孫生和盤托出。

為什麼孫生會對思嘉說出這樣的事?思嘉一直覺得,跟這個下屬有點莫名其妙的緣分。

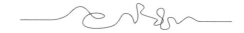

　　十年前，二〇〇三年，孫生是思嘉女兒的家庭教師。

　　那時思嘉剛剛跟丈夫離婚，要獨力養育十五歲的女兒——對，她大學一畢業就結婚了，三十一歲時生了女兒。她要找補習老師，所以在超級市場的告示板中，隨意選一個，反正都是大學生，沒差。於是，孫生就成了被她選中的人。

　　她還記得第一次打開門看到孫生的情景：那個非常陽光的男孩，才十九歲，自信的眼神配上燦爛的笑容，讓思嘉不禁心神一蕩。孫生跟女兒在房中補習，她則在客廳看書。

　　「這本《傲慢與偏見》，我也剛看完了！」不知哪一次的補習，孫生這句話，打破了二人之間的隔膜。從此，除了跟女兒補習，他們還會私下聊天，或會讓女兒做一點測驗，他們則在客廳聊天，有時甚至會在晚上「煲電話粥」，聊至深夜。思嘉知道，孫生有個女朋友，時有吵架，她常以女性的角度分析男女關係，教孫生怎樣跟女友相處。

「即使有女朋友，也可以多找一些女人發生關係。」思嘉自己也不知道，為什麼常對孫生這樣說。她的前夫，就是因為太多女朋友，她受不了，才離婚的。「多找幾個性伴侶，常常造愛，才能提升自己的水平，人才會smart一些。」不過，她並沒有跟孫生發生關係，縱使有時她感到孫生趁着補習的空檔，有點蠢蠢欲動。

這樣的關係維持了三年，直到孫生大學畢業，找到一份正職，沒時間再替思嘉的女兒補習了。最後一次上課，思嘉特別親自下廚，請孫生留下來吃晚飯。吃完之後，他們繼續聊天，直到女兒倦了去睡，她才領孫生進入主人房……

之後，他們再沒有聯絡。

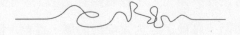

五年後，當思嘉細閱人事部篩選給她的求職信時，見到孫生的名字，她着實嚇了一跳。

她想也沒有想，就聘請了他，成為其中一個下屬。沒人再提過那一個晚上，甚至沒人再提過補習期間的事，孫生努力做一個好幫手，兩年來深得思嘉讚賞。

　　所以這兩天孫生缺席加班，她十分疑惑。也可能有以往的經歷，孫生毫不避忌的向她說出實情。

　　「那個美如，五十歲了，又是個大肥婆，這樣你也可以？」

　　「我要錢呀，她付得起。」孫生說：「一萬元一次。」

　　思嘉沉思了一番，想起了以往的日子，也想起了那個晚上。

　　「那個肥婆配不起你。讓我包養你如何？我不但風韻猶存，還給你十五萬一個月。」

　　孫生望着思嘉，不懂作聲。

　　「如果沒有問題，現在去檢查一下公司還有沒有人，沒有的話，把公司的門鎖上。」思嘉說着，用手托一托孫生的下巴。

兩年後，即二〇一五年，思嘉控告孫生未經批准偷取她銀行的錢。

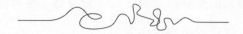

　　「她主動把帳戶和密碼告訴那個男的，這樣還能控告偷竊？」我接到這個個案之後，向律師荳荳問。

　　「對，她就是要告，能否勝訴就有待法庭判決了，妳的任務是這個。」荳荳説着，指一指自己的腦袋：「他的妻子覺得他近月腦袋有點問題，想我找專業人士看看他，也替他在法庭上寫個報告。我個人覺得他不能出庭答辯的了，妳用專業角度看看是否這樣吧。」

　　「明白了。」我點一點頭。

　　「這個男人真的誇張，原來在『被包』期間，他仍然有跟那個美如繼續那不正常關係，此外，美如亦介紹了兩個『客人』給

他，換句話說，他同一時間在應付四個女人。」荳荳說完，我們對望了幾秒，都覺得這世界有很多事情都匪夷所思。

「人生觀不正確的背後，總有一點原因。」我企圖用專業的角度去看這件事。

「說的也是。這個孫生的經歷也是很悲劇的，尤其這一年。如果是我，都一樣會出現精神問題。」荳荳無奈地道。

總之，我接下了這個案件。

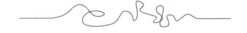

過了兩天，荳荳把孫生帶來，還有孫生的現任妻子麗麗。我先跟孫生問診。果然，孫生擁有迷人而自信的外表，我當然不會被他迷倒，但明白他如此受女性歡迎的原因。

孫生說，他在讀大學的時候，也曾經看過精神科。那是他跟思嘉女兒補習的時期，即二○○三至二○○六年。

先說他的童年。孫生父母健在，有一個弟弟。弟弟是精神分裂症患者，但為什麼患了這個病，孫生也不知道。因為要照顧弟弟，孫生比同齡的人都成熟，但並不快樂。孫家有嚴重的家庭問題，孫生的媽媽跟其哥哥，即孫生的舅父一家一向不和。在孫生眼中，舅父都是無理取鬧的，常常動不動就衝上來大吵大鬧，但孫媽媽也不是弱者，她會反擊，會罵回去。孫生總要第一時間照顧弟弟的情緒，但無日無之的吵鬧令他的成長都充滿陰影。

不快樂的學生在學校並不會乖到哪裏。孫生是壞學生，常常欺負同學，也不怕老師責罵，不過這樣的同學在學校裏反而受歡迎，他被奉為「大佬」，也常常吸引到不少女同學。不過意想不到的是，因為他有點小聰明，亦不是完全放棄讀書，所以中學畢業之後，竟然還能入讀大學。

孫生很早就拍拖了，也有一定的性經驗。中六把校花追到手之後，他認為自己要定下來，對她一心一意。但校花的個性跟他是火星撞地球，二人三日一小吵，五日一大吵，但大吵過後總是難捨難離。

家中無日無之的吵架、媽媽跟舅舅爾虞我詐的生活、弟弟精神病的困擾、跟女友緊張的關係，都令他情緒起伏不定，時而興奮高漲，時而抑鬱空虛，又經常失眠，專注力變差，甚至想自殺。

那時候，他有一個要好的中學同學提議他看精神科醫生。醫生診斷他患上了躁鬱症。

躁鬱症，即狂躁抑鬱症。顧名思義，是兩種極端情緒的混合。患者會分為躁期和鬱期，躁期的時候，會情緒高漲、興奮、不能自控，又會過分自信、自大，甚至願意參與危險的行為，性慾增強，但並不代表沒有憂愁的時間；至於鬱期，會對事物感到悲觀和絕望，心靈覺得空虛，長期倦怠伴隨着一種內疚感，生理上會失眠，專注力、記憶力變差，對日常生活都失去興趣，嚴重者甚至會有自殺的念頭和行為。

報告診斷出他患有中度的躁鬱症，只要依時服藥即可。於是醫生為他處方了一些藥物，但孫生自己並沒有嚴謹地依照醫囑吃藥。到畢業之後，他只是斷斷續續地服藥，所以精神狀況一直起起伏伏，時好時壞。有時他認為自己痊癒了，就停了藥；可是當

他停藥後，那些症狀又會回來。這樣的情況在不斷反覆之下，他也算不了自己到底重複了這個循環多少次。

我在想，因為躁鬱症並不是那麼嚴重的人，可能常常會出現精神亢奮的情況。這種狀況會令人覺得很有自信、很有能力，因此也被認為很有魅力。這也解釋了為什麼這個孫生雖然有那麼多問題，但仍然能在年輕時吸引女同學，又有很多不同的女人願意跟他上牀。

躁鬱症跟他的行為和經歷，看來可以連繫在一起。

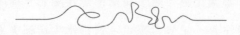

之後，我請他談談跟思嘉的關係。

「她最初是我補習學生的媽媽，後來有一段時間沒有見面，幾年前轉工，偶然的情況下竟然成為了她的下屬。」問他是否覺得很有緣分，他卻不置可否。

86

「但無可否認，她的一些想法影響了我。」孫生説：「我一直都過得不快樂，但她的出現，開解了我。我每晚跟她談電話，她告訴我女生的想法，教我如何跟女朋友相處。甚至灌輸一些性觀念給我。她説我應該跟不同的女性發生關係，魅力才會更加提升。我雖然很早就有性經驗，但我從來都未試過跟並非女友的女性發生關係。那時我以為她在暗示什麼，可是當我覺得有機會再進一步發展時，她卻拒絕了我。原本她的出現成為了我的救命草，但後來卻成了我的困擾之一，很矛盾。」

　　「所以畢業之後，你就離開她了。」

　　「對，一來沒有時間，二來被女朋友知道我跟她來往太密，女朋友覺得沒有安全感，叫我停止跟她聯繫。」孫生説：「當她知道我不會再跟她女兒補習後，她反而願意跟我上牀，這是不是很諷刺？」

　　孫生輕笑了一下，然後續説：「之後我沒有找她，她也沒有再找我，我們各自走各自的路。一年後，我跟女朋友分手了，很痛很痛。最軟弱的時候，我想起思嘉的話，要跟不同的女孩子上牀。自此，我開始玩手機交友應用程式，但我不懂怎樣與人溝通。有一天突然想到，不如定一個價錢，看看有沒有人願意付錢

跟我上牀，想不到居然有啊！在那之後，幾乎每個星期都約了不同的女人到酒店。她們什麼年紀都有，最多是離婚的女人，她們都因為一時的寂寞，想找人陪伴而已。我好像在不同的女人身上都發揮了一點點功用，我有點明白思嘉的話了。」

他一直維持這樣的生活三四年。後來他想轉工，卻意外地成為了思嘉的下屬。「説起來我都不知道原來我跟她是同行。我們從沒有談過她的工作。」孫生説：「不過，上班之後，她好像不認識我一樣，冷冰冰的。我沒有所謂，就努力工作而已。」

「一如許多地方一樣，我很快就成為了受歡迎的人物。其中會計部的美如姐對我很好，好得讓我覺得有點尷尬，她明明五十歲了，還像一個二十歲的女孩一樣用『娃娃腔』跟我説話……」孫生冷笑一聲，續説：「有一天，她約我吃晚飯，席間給了我一張一萬元的支票，説要我陪她一晚，我就當她是以前網上認識的女人一樣……」

「有第一次後就有第二次，每次美如姐都會給我一萬元。之後她介紹了兩個所謂的『好姊妹』給我，一個四十八歲，一個五十三歲，都是一萬元一晚。我也有點佩服自己，我真的能跟比

我大二十多年的老女人造愛啊，哈哈。一萬元一次，值得讓我賺啊！」孫生説着，哈哈大笑，有點亢奮過頭。

之後，如我當初在荳荳口中知道的一樣，思嘉知道了他跟美如的事，就決定包養他。

「為什麼你把真相告訴思嘉？隨便説個理由不就可以了嗎？」我問。

「我也不知道。可能是，因為我們以往的經歷，讓我不想對她説謊。」孫生説着，又變得有點深沉。

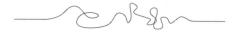

就在那個晚上，辦公室內，是思嘉和孫生的第二夜。之後思嘉真的有付十五萬給孫生。但其實思嘉並不知道，孫生仍然繼續「接」美如和她兩位朋友的「工作」。當時他要同時服務這四個

女人，真的快要「精盡人亡」。但想到每個月都能賺超過二十萬，他還是繼續做了。

可是在三個月之後，還是被思嘉知道他在外面「接job」。

「我給你二十萬一個月，你不但不能再跟美如上牀，還要立即辭職，另外找一份工作。」思嘉說，念在孫生替她投資有所「斬獲」，這次既往不咎，但不能讓她知道還有下次。

於是，孫生離開了公司，並在思嘉的幫忙下，找到另一份工作。那時候，思嘉把女兒送到外國讀書，所以一個人住，但她從不願意讓孫生在家中過夜，只要一完事，孫生就要離開。

九個月後，孫生第一次提出要「辭職」。

「我想好好跟一個女孩子開展關係，而在此之前，我想斷絕一些不必要的關係。」孫生說得決絕，並說：「況且，妳已經三個月沒有給我錢了。」

思嘉二話不說就跑到書房，拿了一張支票出來，在支票上寫

上七十萬元再交給他，說：「三個月六十萬，另外再給你十萬，不要離開我。你要開展什麼關係，我都不管，這樣可以嗎？」

孫生仍然不斷推卻。

思嘉又從書房拿了一張便條紙，在上面寫了一些東西：「這是我其中一個銀行戶口的賬戶和密碼，裏面有二百萬元。我知道你很會投資，只要你給我賺了，我也會分一半給你，如何？」

這次，孫生點頭了。

孫生說他進入那個銀行戶口替思嘉投資，又會在思嘉的投資戶口中提走一些錢，他認為自己只是拿了自己應得的錢。除了投資獲利的一半，還有部分是兩個人出去吃飯時，孫生代付的飯錢，因為思嘉說喜歡有人為自己付錢，所以要求他先付費，但她說過會把錢還給孫生。

幾乎每隔一陣子，孫生就會「請辭」。因為他一直都想抽身，斷絕和思嘉的來往，但只要思嘉願意付錢，他就會回到思嘉身邊。有一次，他說過自己不夠錢，結果思嘉把五百萬元轉進那個他能提款的戶口裏。孫生迅即把那五百萬元轉入自己的戶口。

之後，孫生想買樓，又從思嘉的戶口中提取了二百萬元做首期。他認為，自己替她投資賺了不少錢，提走的那二百萬，也是他應得的錢。

思嘉一直知道孫生有從她的戶口中拿錢，但一直既沒有責備他，也沒有控告他；但這一次，就在孫生拿了錢後幾天，本來約了思嘉上牀，但結果她沒有出現，電話也無法聯絡。怎料再過幾天，當孫生打算用密碼開啟那個戶口時，發覺自己無法進入該戶口。孫生覺得很奇怪，但內心還是覺得思嘉未有把所有他應得的錢還給他。

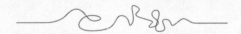

以上事情，都是從孫生口中得知，沒有其他人的說話作支持，所以很難知道有多少是真多少是假。但可以確定的是，根據銀行的紀錄，在他們擁有不正常關係的兩年間，即二〇一三至二〇一五年，思嘉確實有給他寫支票，也確實有存入額外的錢到那

個孫生可以啟動的銀行戶口，而那個戶口的錢也確實有被人用來投資過，滾成了八百多萬元。

不過，一切就在思嘉消失之後就完結了。至少孫生是這樣認為。

「後來才知道，她到警署控告我偷她的錢。」孫生再一次冷笑：「我替她賺了六百多萬元，我還沒有提到一半出來呢。是她欠我的，好嗎？」

「由於我剛好搬了家，警察也找不到我，所以我成了通緝人物也不知道。」孫生說：「直到有一次，在二〇一七年，前妻說我打她，報警時才揭發這件事。」

孫生的前妻美美，稍後願意給我電話問診，在通話中，她說了孫生在當時的一些情況。

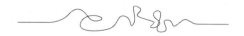

如果覺得孫生被人用二十萬包養一個月，兼給他銀行戶口密碼隨意出入，然後還有三個女人付他一萬元以換取睡一次，這些情節都是幻想出來的話，那麼接下來孫生的經歷可能會更難令人接受：因為孫生說他見到鬼。

　　這部分他有點前言不對後語，說起來也瘋瘋癲癲的。當然，見鬼是假的，但有些病是會出現幻覺，見鬼是幻覺，那麼他跟思嘉的細節又是否幻覺？還有一個可能是，他會否說謊？法醫精神科的工作就是判斷他的說話，然後研判他的病情。

　　於是，我在兩日之後聯絡到他的前妻美美。美美不願前來我的辦公室，但願意做一個電話訪問。

　　「現在我跟他的關係不錯，他是女兒的爸爸，我是女兒的媽媽，只要不跟他住在一起，他不會打我，那一切都是美好的。」美美這樣形容她現在跟孫生的關係。

　　「我認識孫生的時候，他說他是單身。我們是在網上認識的，最初追求的是一夜情，但往後就愈來愈多個夜晚。我喜歡他什麼？他帥！哈哈！他很大男人，事事都要作主，很有自信，有時很固執，常常認為自己才是對的。但偶爾在一些晚上，他又會

有軟弱的時候。我們不時吵架，他甚至會賞我巴掌，但很快又會和好，當我還在考慮他是不是一個可以付託終身的人時，我發現自己有了身孕。於是我們結婚，就在認識的半年之後。」

「妳知道他跟思嘉的往事嗎？」

「最初是不知道的。因為我是在思嘉突然消失之後半年才認識孫生的，後來知道，是在女兒出生後半年，大概二〇一七年初，思嘉又再出現。孫生的銀行戶口突然多了四十萬元，我問他關於那筆錢的來源，他就把跟思嘉的整個關係都告訴我。我聽到後當然就瘋了，為什麼自己的丈夫是這樣的一個人？」

孫生也提到思嘉再次出現，他們有再次發生關係。但他回憶這段過程時說得十分混亂。一時說思嘉是在被捕前回來的，一時又說是在被捕之後；一時說當時並不知道成了通緝犯，一時又說他當面質問了思嘉為什麼控告他。不過，他明確地向思嘉表示，他覺得之前拿的所有錢都是自己應得的，但假如思嘉覺得不是，他願意歸還。不過他忘記了思嘉的回應。

思嘉出現了兩個月後又再度消失。對孫生和美美而言，她算是提供了四十萬元醫療費給他們的女兒。

「對，女兒有病，她一出生就有怪病了，我也不清楚是什麼，是心臟有問題，要做大手術，否則活不過三歲。知道這個消息之後，我和孫生都很心痛，但孫生愈來愈暴躁，以往我們只是吵架，互相賞巴掌，但這段期間他會打我，毫不留手。女兒發生這樣的狀況，我也很傷心，我也想有人來安慰，為什麼要打我？再加上他跟思嘉的一切，我都接受不了。有一次，他打我，我痛得厲害，發覺身上還有瘀痕，便把心一橫，決定報警。以為找個警察能來調停一下大家，卻發現他原來是個通緝犯，又是那個思嘉……」根據美美的描述，思嘉再次出現之後，孫生才遭到拘捕。

「孫生說他見到鬼，是真的嗎？」

「他見到鬼？對，他有這樣說過。說在醫院，有牛頭馬面來接那些死去的病人，甚至說他們會接走女兒，所以他常常在醫院突然跑來跑去，說要趕走那些妖魔鬼怪。他的情況差得連醫院的醫生也很擔心他的狀況，於是把他帶去見醫院的心理專家。心理專家指他有精神病，把他轉到醫院的急症精神科，精神科的醫生隨即把他送入院。怎料住了一星期後，他需要上法庭，醫生只好讓他出院，並叮囑他一定要回去覆診。但孫生覺得自己的女兒病重，要照顧女兒都來不及，怎麼還會有時間去覆診呢？所以一直

都沒有去。而我那時的心思也在女兒身上。她現在還在醫院，一直在接受不同的治療和手術。」

其實在問診孫生的時候，他也有嚴重的幻聽，經常覺得有人要帶走他的女兒。他常常聽到很多中國神佛和自己說話，又聽神仙說，只要他去吃女兒的糞便，女兒便會沒事。他後來真的吃了女兒的糞便，還拍了影片證明，更在看診時讓我看這些片段……

他還告訴我，自己以前曾是神仙，現在還有神仙的一些能力，所以他才能看到牛頭馬面，並且可以保護自己的女兒。他又說自己同時是基督徒和佛教徒，因此他既會祈禱，又會跟佛祖說話。他常常會和牛頭馬面聊天，大概一星期會聯絡兩次。他總是會叫牠們不要傷害自己的女兒。但有時有一些其他的神會來指責他當年亂搞男女關係。為了能保護女兒，孫生後來經常會去教堂、廟宇等地方，祈求神明饒恕自己。有時候那些神鬼都會和他說話……

回說美美。報警之後，美美也選擇了跟孫生離婚，共同撫養女兒。孫生說到這一點時，說希望美美自己能另外找一個對象，又說這樣才能證明他沒有偷偷找思嘉。其實我也不明白他在說什麼，估計這也是他精神出問題後想出來的說辭。

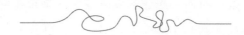

　　都說孫生魅力過人，他跟美美離婚之後，很快又跟另一個女人結婚。她叫麗麗，比孫生年長五歲，二人在街上搭訕時認識，認識不夠兩天就交往，兩個月後就結婚。今天都是麗麗陪他來的。

　　「我知道他常常說很多牛鬼蛇神的事，也覺得他是一個精神病人，但我愛他。」麗麗說得很淡定，也很堅定。

　　「我知道他以前的事，他有過很多女人，那些女人還要付他錢，但我都覺得沒關係，每個人都有過去。他要跟前妻一起照顧女兒，也是應份的。」麗麗說，總之她會一直支持他，甚至為他付律師費。

　　麗麗除了確認了孫生的說話之外，她還帶來三項新資料：

　　第一，在孫生的女兒出生，也就是知道患了奇怪病的翌日，孫生那個患有精神分裂症的弟弟撞車受傷，至今昏迷未醒。

第二，那個跟媽媽一直吵架的舅舅，最近變本加厲，常常半夜三更按門鈴跟他們全家鬧事，鬧得孫生精神衰弱。孫生結婚後搬出來住，不讓舅舅知道地址，才能睡得安寧。

最後，由於麗麗也覺得孫生的精神異常，認為應該要找專業人士幫忙，所以她找了一個精神科醫生，醫生說他有思覺失調的症狀。孫生吃了藥幾個星期後才來見我，情況比之前好了很多，也比較能有組織地說話，所以才能成功問診。

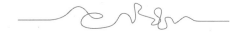

這個孫生說的很多話、做的很多事，我剛開始聽時都覺得很匪夷所思，但沒想到在向其他人求證後，卻發現除了那些鬼神之說外都是真的。他本來需要上庭答辯，但以他現在的精神狀況根本不可能做到，這亦是我幫他寫報告的原因。

回說孫生的病，他年輕時因為各種問題令他有躁鬱症，但他不服藥，一直都沒有醫好。躁鬱症令他縱慾，容易與人發生關

係，才有荒淫的事情發生（當然，我認為思嘉也有問題，但她不是我的病人，我沒有直接問診過，不便下結論）。後來生活突變，女兒患上奇怪的病以及弟弟撞車昏迷，令他大受打擊，開始出現幻覺等思覺失調的徵狀。幸好新任妻子的體貼，帶他看精神科，只要他願意服藥，相信藥到病除只是時間問題。

　　至於他的案件，聽說控方因為證據不足而撤銷控罪，我的報告也派不上用場。有謠言指思嘉突然不願上庭，是因為害怕見報，令控方陣腳大亂了一陣子。

　　但思嘉是否真的因為害怕見報，還是，她將來會再次出現在孫生的生命中？我忽然想起麗麗，但願不會如此。

刑
事
案
件

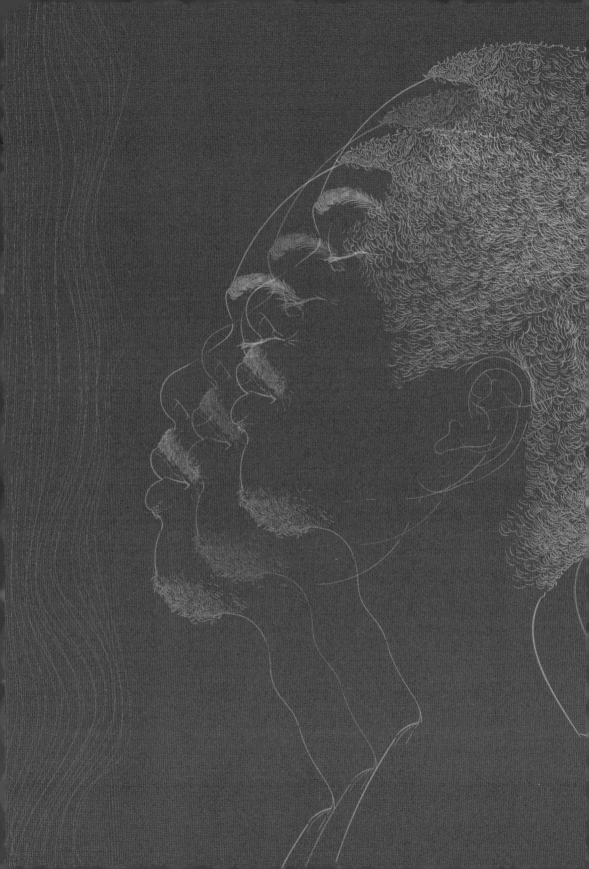

民

事

案

件

受害者的索償
── 創傷後遺症

「陪審員以五比二裁定被告強姦罪名不成立！」聽到陪審員的裁決，在犯人欄的章阿七舒了一口氣，他望向旁聽席上的媽媽，雖然媽媽目無表情的望向他，但他知道最難過的日子已經過去了。

他見不到Maya，事實上Maya除了作供外並不會旁聽，但他想不到這一天也看不到她。

步出犯人欄之後，他不想再記起Maya這個人了。「那不關我的事。」想着想着，給媽媽一個擁抱。

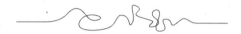

　　二〇〇六年六月的某一天，天有一陣毛毛雨，這一天，Maya
找到她的工作。

　　「Maya，這是章先生和章媽媽，妳接下來就會在這裏工作
了。」印傭公司的仲介，跟Maya説。Maya那時三十五歲，第一次
來港工作，之前在培訓中心學習煮食和家務，但語言是她的弱
項，粵語一直學不來，所以只懂印尼話。她其實不知道仲介在説
什麼，幸好這次仲介帶來了她的同鄉作翻譯，希望令工作順利一
點。

　　接下來，主要由章媽媽介紹主要工作：照顧章太太。「章太
太三年前因為車禍撞傷了腦子，全身癱瘓，要由專人服侍，和做
康復治療。」章媽媽並沒有詳細解釋章太太的病，也沒有必要。
Maya要知道的是，如何照顧章太太，而章媽媽花了半天時間，介
紹得非常仔細。

「至於章先生，你不用管他。只需替他煮午飯，放在飯桌，他自己會吃。」章媽媽白天會出門工作，晚飯前回來，Maya當然也要負責晚飯。「但要記住，章先生是在家裏關着房門工作，Home Office，不要打擾他、吵到他。我請一個不能溝通的人回來，是章先生的意思，他不想受到任何打擾，妳全力照顧章太太就可。」章媽媽説，會放一星期假期，全力教Maya日常如何照顧章太太，放心之後才會回到公司工作。

接下來，Maya住到章家。她跟章太太睡在同一房間，方便照顧。在章媽媽的帶領下，她很快學習了照顧章太太的任務。每天起牀之後給她刷牙洗臉，餵她吃早餐。章太太的口可以動，也懂得用眼睛表達想吃或不想吃、想吃什麼不想吃什麼。早餐之後，把章太太抱到輪椅上，推她到平台曬太陽。這部分有時章先生會一起做，或有時他會自己做，着Maya留在家中做家務。之後弄好午餐後，把章先生的一份放在飯桌，然後在房中餵章太太吃午飯，午飯後攤開報紙讓章太太閱讀，有時在客廳開電視，但不能太大聲而騷擾到章先生。大約兩時半，章太太要睡午覺，一睡就到五時多，這段時間她就要做家務。在章太太醒來之後，Maya要替她洗澡，這時章先生也會一起幫忙。接下來就要準備晚飯，待章媽媽回來之後讓章先生和章媽媽一起吃。章媽媽回家後，她大

致上沒什麼工作了，可以梳洗，或用手機跟印尼的孩子們聯絡，之後睡覺。

逢星期天，她有一天的假期，但她在香港沒有朋友，也想不到去哪兒，而且她的收入全都會寄回印尼，所以也沒有多餘的錢可以出去玩樂。所以請章媽媽讓她留在家，多賺四天額外的工錢。章媽媽不知道是否合法，但反正你情我願，就答應了。

Maya跟章媽媽的蜜月期不足一個月，章媽媽就露出真面目，對她呼呼喝喝，只要她做的事有一點不如章媽媽的意，章媽媽便會不斷罵她。Maya並不會說粵語或英語，所以章媽媽有時候需要用Google translate來和她溝通，溝通不到時又罵。不過，比較好的是，這裏的膳食不錯，章先生吃什麼，Maya都可以吃什麼，有時章媽媽想她煮一些印尼家鄉小菜，眼見二人吃得很滋味，Maya心裏都有點高興。

對於章太太，Maya一無所知，只是最初聽到是因車禍造成的。雖然她每天照顧章太太，但感覺不到章太太是否喜歡她。而因為朝夕相對，她對章太太都有一份難以言喻的感情，至少她覺得，只要照顧好章太太，她就能留在章家做工人，這樣一直下去，那麼住在印尼的孩子，學費也就沒有問題。

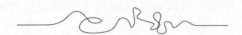

　　章先生的名字叫章阿七，顧名思義，排名第七。章阿七四十一歲，工作是平面設計師，以接外快為主，可以在家工作，也可以照顧患病的妻子。他基本上不太理會Maya，幾乎不會和她說話，只有要吩咐她做事時，他才會跟Maya講話。和章媽媽不一樣，他一般不會罵Maya的。

　　這是二○○七年一月發生的事。Maya來到章家半年左右。這一天，她看到章阿七的房門開了。她知道，當章阿七打開房門，就代表請她進去打掃，她一般都小心翼翼，不發出任何聲音。有時章阿七索性離開房間讓她打掃。這次她以為跟平常一樣，她拿着掃帚入去，竟然見到章阿七在電腦播放色情影片，並把褲子脫下來自慰！她大吃一驚，低頭匆匆打掃後離開。

　　接下來，章阿七偶爾會在她打掃時看色情影片，一星期大約三次，但之後都沒有自慰了。Maya雖然有點尷尬，但見他並沒有其他行為，就啞忍下去。

可是，事情並沒有如Maya所願。一個月後，章阿七開始非禮Maya。第一次，章阿七在看色情影片的時候，摸了Maya的臀部一下，當時Maya馬上問他發生什麼事，但章阿七只是笑一笑，揚手打發她出去。之後Maya進房打掃時都小心翼翼的避免背向章阿七，但章阿七反而改在廚房等其他地方對她毛手毛腳。

Maya也想過告訴章媽媽這件事，但是她又不敢說，因為章媽媽每次回家都一臉不滿，好像心情很不好的樣子，而且也害怕章媽媽不相信自己。她既無助，又很害怕，但也無可奈何。

對於章阿七的不禮貌次數，Maya記得很清楚，變本加厲的是第六次，那時是下午，章太太睡着了，Maya正在客廳打掃，章阿七把章太太的房門關上，然後從後熊抱了她，把一條內褲塞進她嘴裏阻止她哭喊，然後不斷摸她的胸部，又企圖脫掉她的衣服。Maya幾經掙扎下終於逃走了，她跑到廚房拿了一把刀出來，打算在章阿七追來時用刀捅他，但章阿七並沒有跟來，他只是把章太太的房門打開，然後回到自己的房間。

經過這六次非禮之後，Maya覺得很無助，甚至想自己的人生是不是要完結了。她覺得自己身處在地獄之中，根本無法保護自我，情緒於是開始變差。她很想報警求救，但電話之前壞掉了，

她又不敢跟章媽媽說，根本是叫天不應叫地不聞。她覺得自己就像待宰的動物一樣，精神狀況變得非常差，只能躲在房裏哭泣。

以上六次事件，大概在三個月內發生。

之後有一天的早上，章阿七說要自己推章太太到平台曬太陽，着Maya在家裏打掃。怎料章阿七突然一個人回來，冷不妨把她抱起，然後拋到章阿七自己的牀上，脫去她的衣服，把她強姦了。

更可怕的是，章阿七事後若無其事的把章太太推回家。晚上待章媽媽回家後，章阿七也裝作泰然自若，甚至讚Maya煮的菜好吃。

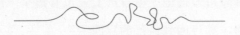

事發後，Maya的精神狀態非常差。她覺得很困惑，不知道能做什麼，而且工作狀態也很差，經常做錯事，被章媽媽責罵。

Maya又失眠，常常會回想被強姦的經過，而且整個人十分憔悴，不想吃東西，體重也下降了不少。而且，家裏只要有一點聲音，她就會非常害怕是章阿七又要來侵犯自己。

三個星期後，章阿七又強姦了Maya。這次是在章太太午睡的時候，Maya見章阿七離開了房間，就進去打掃，但他竟然突然走進來反鎖房門，然後把她的褲子脫掉，強姦了她。這次之後，Maya有了尋死的念頭，內心既想自殺又想殺死章阿七。另一方面，她又很憎恨自己，因為她明知道自己留在這兒工作有很大機會再被章阿七強姦，但她每次想到故鄉的家人很需要錢，又知道自己不能真的自殺或殺人。

四日之後，章阿七又逮到機會強姦她。每次當章阿七說要帶章太太去曬太陽，獨留她一個在家時，她就會很害怕。每次，她都會到廚房，拿着刀子——但這次，她找不到刀子，章阿七又一個人回來了……

自此之後，Maya想了很多方法防止自己被強姦。最後，她決定除了做家務以外，每天一直坐在章太太身邊，因為留在那兒，章阿七不會對她亂來。但其實在日常生活中，章阿七總是若無其

事，好像所有事都沒發生過一樣，而且還像不認識Maya似的，完全不會和她說話，連過來摸她都不會。

又過了一個星期，章阿七又想強姦Maya。這一次，她想要堅強一點，努力反抗，所以不斷大叫、又不斷打和踢章阿七，甚至踢章阿七的下體。章阿七這次沒有得逞，但他曾經用力捏着Maya的頸，使她覺得自己的生命受到威脅。所以經過這次後，Maya覺得自己必須要把這件事告訴別人，尋求他人的幫助。可是，電話壞掉了，外面一個人也不認識，可以找誰幫忙？

三個月後，Maya經常想嘔吐，有一天甚至下體出血。其實一個月前她也有出現下體出血，但她只以為是月經失調，所以沒有留意。但這次，她懷疑自己懷孕了。她覺得待在這裏讓肚子一天一天漲下去也不是辦法，她突然想起自己有仲介公司的卡片，雖然她不懂上面寫什麼，但跑到街上一定有人能幫助她的。

二〇〇七年七月的一個下午，她趁着章太太熟睡，章阿七正在工作時，偷偷溜到街上。她亂衝亂走，竟然讓她碰上一個同鄉——其實香港印傭多的是，Maya從不知道，只要肯落街，總有一個同鄉在左近。

同鄉聽到她的經歷之後大驚，依着仲介中心的地址幫她找到仲介人，仲介人立即帶她到醫院檢查，證實懷孕。仲介帶Maya去報警，自此再也沒有回去章家的房子。

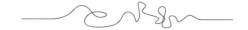

　　雖然經過親子鑑定，Maya肚裏的孩子確實是章阿七的，但由於她報案時，距離上一次被強姦已經過了一段日子，所有證據都已經消失了，所以也沒有辦法證明是章阿七強姦她還是她自願的。最終章阿七並沒有被定罪，但Maya經過索償，章阿七確實有撫養孩子的責任，所以男方每個月都會給她幾千元的撫養費。撫養費加上資助金每月大概有四千元左右，Maya每月會寄一部分錢回家。

　　接下來，律師教她還可以作民事索償。刑事案敗訴了，代表強姦案並不成立，為什麼還能夠民事索償？因為民事案的舉證責任較刑事案易於履行，舉證準則是基於「可能性權衡」（Balance of probabilities），意指「取決於某項事情是否很可

能發生過或出現過，但不需要百分百肯定才作出判斷」。而民事索償之中，也有精神賠償的判斷，律師這次找了我作為這案件的專家證人。

　　自立門戶之後，接觸的案件種類多了許多。這類強姦案以往接觸亦不少，但工作是完全不一樣。以往接觸的病人，都是疑犯，我要判斷疑犯在犯案前、犯案時、犯案後有沒有精神病；而現在有機會接觸受害人，判斷她在事情發生前後有沒有患精神病、患了哪一類精神病。而這次是做民事索償的精神賠償部分，要判斷她永久創傷的百分比，這個百分比會影響索償金額（這部分會在Case 7詳細計算，此處從略）。

　　現在是二〇一四年九月，距離案件發生已經七年，Maya已經四十五歲。這一天，她跟一位印尼語翻譯來到我的辦公室，一開始就簡單介紹了自己。原來她在印尼已婚，但丈夫和父親在一次車禍中逝世，留下了母親、三個哥哥，以及兩個孩子。為了養家，她隻身來到香港打工，章家是她的第一份工作。之後她詳細講述了在章家發生的一切事情。

　　「報警之後，妳沒有回到章家，那妳住在什麼地方？」我繼續問下去。

民
事
案
件

「那時有一個社工，她安排我入住一所庇護中心。我想過墮胎，但我們的宗教其實不容許的，所以我最後還是把孩子生下來。最初，我想把孩子轉讓給人領養。但把他生下來後，又捨不得，最後決定留着自己照顧。」當印尼翻譯把她說的話告訴我時，Maya也在專心聆聽：「孩子出生後，我在庇護中心多住了一個月。之後，那兒的職員便說我不能再住了，因為那不是長期的居所。我離開章家之後，結識了很多印尼朋友，很多人都願意提供協助，其中有一個印尼家庭，在香港落地生根，她讓我們短期內在她那裏暫住。雖然我很感激他們，但其實他們一家五口，再加上我和兒子就是一家七口了，但那只是一間二百尺的屋子，生活環境可說比章家更差，而且好像麻煩了人家，我的心理壓力反而很大。我要去找工作。」

「對了，我也想問妳之後的工作遭遇。」

「大概在三個月後，我找到一個家庭，可是那個家庭有三個孩子，我的精神實在太差了，根本沒有能力同時照顧三個小孩和做家務，所以只做了一個月就因為不斷犯錯而被辭退。」

Maya一直帶着兒子，其實真的很難找到工作。她向每一間仲介公司都會說明自己有一個孩子，希望能找到晚上可以離開去見

兒子，或者周六晚上就能離開僱主家，到周一早上才回去的工作，但大部分公司都不願意接受這樣的條件，所以Maya之後兩年多都一直沒有工作。她之所以能繼續在香港生活，是因為她的兒子是香港人，所以有綜援，勉強可以過日子。

直到二〇一〇年五月，Maya終於找到一對五十多歲的夫婦接受她的條件而僱用她。「我很高興，終於找到一個好僱主了。現在的工作只需要照顧戶主兩人，而且男戶主又常常上班不在，所以工作還算清閒，也可以應付得來。」

不過，兩次工作，Maya都有感到不安的地方。「我十分害怕男戶主，兩個男戶主都是，他們其實都很好人，但我總害怕他們會像章阿七一樣侵犯自己，以前被侵犯的畫面又常常會在腦海閃過⋯⋯」說到這裏，她頓了一頓：「當然沒有發生這件事。」

二〇一一年一月，Maya需要回印尼。這次她決定帶同兒子回印尼，讓母親代為照顧，這樣她的生活會比較輕鬆，也不用再打擾那位印尼朋友了。再加上其實Maya常常都要去探望兒子，有時反而要兩位僱主遷就她，她內心也很過意不去。

回到香港後，女戶主問起Maya為什麼會帶着小孩到香港工

作，她便把自己過去的事一五一十地告訴女戶主了。「Madam就好像一個親切的大姐姐一樣，很體諒人，對我的情況也能夠接受和理解。」

這時候，她的情緒好了一點。

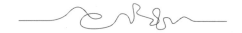

二〇一二年三月，Maya連續做了幾晚惡夢。「我覺得有一群男人強姦自己，醒來的時候全身都是汗水，精神也很差。Madam提議我到急症室看醫生，看看自己有沒有精神問題。」

根據急症室的紀錄，當時Maya有失眠情況，有時也會想要尋死。那兒的醫生於是懷疑她可能因為被強姦而患有適應障礙，所以轉介她去看精神科醫生。然後再根據精神科醫生的紀錄，Maya說內心有點掛念留在印尼的三個小孩，所以她已接近半年沒有想過尋死了。至於失眠的問題，她一直都有，但每天還能保持六至七小時的睡眠時間。精神科醫生認為她有一些適應問題，但還是

不認為她的問題嚴重到了適應障礙的程度，所以並沒有為Maya處方藥物。

「我後來沒有再做惡夢了，所以精神狀況又變好了一些。後來我見過心理專家一次。但因為每次見心理學家都需要平日早上去，我不想請那麼多次假，所以就再也沒有去了。」Maya説。

「那麼，妳有沒有覆診？」

「有時有，有時沒有。原因記不得了。因為二〇一三年三月需要上庭説出自己的經歷，此前為了準備也需要不斷談起那件事，所以情緒差起來，就去找醫生，我想想哪個月……」其實我手裏也有紀錄，她二〇一二年十一月沒有去覆診，二〇一三年二月有見過醫生。她説隨着她回想的次數增加，她的腦海便常常「閃回」（flashback，即不能控制地回憶過去的畫面）。

以為命運正在向好，但卻出現突發情況。二〇一三年五月，Maya之前送到印尼的孩子忽然被送回香港，原來Maya的母親中風，導致半身癱瘓，無法照顧這個小孩。更甚的是，她的哥哥們打電話給她，説不懂得怎樣照顧母親，所以他們不會再理會母親。Maya沒想到突然發生這件事，因而再次讓她覺得很困擾。

「為什麼自己這麼倒楣？明明一切都正要塵埃落定，所有問題都能成功解決，卻又忽然天降橫禍。」Maya說的時候有點無奈。這次孩子回港後，Maya只好再次拜託印尼好友，而她則回到常常去探望兒子的日子。

二〇一三年十二月，Maya最後一次到精神科覆診，醫生認為她過了精神受壓的時期，現在精神狀況已經沒有什麼問題，情況大有好轉。這時Maya晚上其實還是會做惡夢，也會有「閃回」的情況，可是她説醫生從來沒有問她有關這些情況的問題，只會問她心情如何、睡眠情況好不好等等。我查問一下才發現，Maya在沒有翻譯陪同的情況下獨自去看病，她用她這幾年學到的「麻麻地廣東話」跟醫生溝通，自然事倍功半。她來到我這裏，要我多番解釋，才明白何謂「閃回」，可見她在這階段的治療未達到最佳情況。

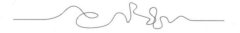

二〇一三年二月，Maya跟章阿七的案子開審。她很不希望回憶起被強姦的經過，可是當需要處理案件相關的事情時，就不能避免不斷地重複回想之前的經歷。每次她和律師談起，她便會很傷心很失落。

　　到了同年十月，Maya需要再討論案情，並為二〇一四年二月的法庭審訊準備一份更詳盡的口供，所以Maya需要更詳細地說明案件發生的經過，這個狀況讓她感到壓力很大。這時候，印尼朋友剛認識了一位印尼女子，她說她的丈夫是一位心理專家，她可以負責翻譯的工作，請Maya嘗試跟這位心理專家談談。

　　「這個心理專家，讓我第一次可以暢所欲言。」Maya說：「今天是第二次。」Maya望着我笑了一笑。

　　「我一直有一些矛盾不懂表達。比如說，我很愛自己的兒子，但每次看到他，都會想起這個孩子是因為被那個人強姦才會懷上的。我又覺得，自己要不是因為被強暴而有了這個孩子，我的生活也不會像現在這麼辛苦，至少我不會因為孩子而無法找到工作。」Maya一直覺得孩子是自己的矛盾點，她既愛他，又覺得他是自己那段過去的烙印。另一方面，Maya在印尼的三位哥哥覺

民
事
案
件

120

得，既然她把孩子留在印尼，就有義務多寄一點生活費回來，這也令Maya有額外的生活壓力。

在心理專家的開解之下，Maya的情緒終於得以紓緩，令她挺過了上法庭的壓力，即使最後未能入罪，但Maya已經決定走自己要走的路，而民事索償就是其中要做的事。

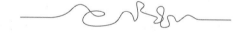

Maya離開之後，我分析了她的病情。

我認為，Maya有兩個病。首先，她被強姦一事應該令她患上創傷後遺症候群（PTSD），PTSD是指當人在遭遇或對抗重大壓力後，其心理狀態產生失調之後遺症。其主要症狀包括惡夢、性格改變、情感解離、麻木感，例如情感上的禁慾或疏離、失眠、逃避會引發創傷回憶的事物、易怒、過度警覺、健忘和易受驚嚇。

根據《精神疾病診斷和統計手冊》（DSM-5）診斷標準如下：

一、曾目擊、經驗、或被迫面對一或多種事件，牽涉實際發生或未發生，但構成威脅至死亡或身體傷害等。

二、創傷事件，會在反覆之痛苦回憶或夢境、類似情境引發之強烈心理痛苦或生理反應，而被再度體驗。

三、持續逃避與此創傷有關之刺激，並有着一般反應性麻木。如避開話題、創傷地點，無法記起事件重要部分，減少重要活動與興趣，對前途悲觀，無法再愛，不期待再能有事業、婚姻、小孩、或正常壽命。

四、持續過度警醒。如難以入睡或保持睡着，易怒，注意力不集中，易受驚嚇等。

五、此障礙總期間，超過一個月。

六、造成臨牀上重大痛苦，或功能損害。又在壓力事件後六個月方出現，屬延遲發作型。

首先，對於Maya而言，這個病症的重要問題是，一直沒有人為她處理過。可能由於語言問題，她的醫生根本無法和她好好溝通，不能完美地了解和掌握她的情況，所以令診斷的情況有了偏差。

　　第二，我認為Maya在事發後一段時間應該患有抑鬱的症狀，也是完全沒有受到應有的治癒。不過，Maya的情況雖然沒有完全痊癒，但症狀已經非常輕微，即使不接受治療，平均在四個月內也能痊癒。所以我認為這也不是一種永久的影響。

　　加上，Maya的情況之所以如此反覆，有一部分原因在於她沒有持續覆診。她之前曾經因為工作關係，停止治療一段時間，也沒有吃藥，所以治療的情況也會有延遲。

　　最後，Maya的精神問題，除了被強姦之外，有很多是與強姦案無關，比如家鄉的母親患病、兒子不適應印尼的生活等，以及要找一份穩定工作的生活壓力。

　　綜合以上所有的情況和分析，我判斷Maya的PTSD與強暴經歷相關，對她的工作有2%的永久影響。她會得到這個百分比乘以自己的工資和受影響年數的賠償金額。另一方面，其實她從來沒有

就精神問題服用過任何藥物，所以我也建議她嘗試服藥，治療她的疾病。我相信這會令她情緒好轉。

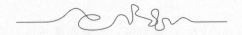

半年後，律師跟我談關於Maya的情況。

原來，後來有社工提議讓Maya把兒子送到寄養家庭居住。Maya之前就是因為擔心兒子，所以才一直需要在工作中強行撥出時間來照顧他，影響自己找工作的機會。假如兒子被送到寄養家庭，那麼她便不再需要為兒子的情況而擔憂，也可以在周日放假時去探望孩子。對此，Maya願意嘗試，幸運地她的兒子到了寄養家庭，也挺喜歡那兒的生活。Maya本來很擔心兒子會不適應寄養家庭的生活，或是那個家庭會對兒子不好。但現在這個寄養家庭是一對四十多歲的夫婦，他們就像Maya孩子的父母一樣，對他非常照顧，也讓Maya覺得很安心。

另一方面，Maya也跟哥哥們協議好，只要每月多寄一些生活

費回去，他們還是願意繼續照顧媽媽的；幾乎同一時間，女戶主因為很喜歡她，主動加人工，她就把多了的錢寄回印尼，皆大歡喜。

當然，她聽從我的勸告，一直服藥，精神愈來愈好。

命運再沒有播弄Maya，不過她還要努力自強，最重要的是繼續服藥，不要有點好轉就前功盡廢。

而我相信她能夠做到。

羅生門家庭
── 對立反抗症

　　「什麼是對我最好的情況？殺死所有煩擾自己的人吧，包括
爸爸、媽媽、弟弟、妹妹。先殺誰好呢？爸爸吧，殺他難度最
高，成年人嘛，男人嘛。然後再殺媽媽，最後沒有大人保護弟妹
了，殺他們就變得容易了。」如果你覺得這段自白還不夠吃驚，
那我多告訴你一件事：說話的是一個只有十歲的女童。

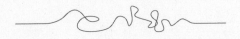

　　「張韻如，十歲。父母兩年前離婚，還在爭奪撫養權，女兒

暫時跟母親居住，父親一星期可以探望她一次。可是這半年來，張韻如拒絕跟父親見面，父親認為是母親從中作梗，而母親則說是女兒自己的決定。雙方互罵收場。法庭知道張韻如有精神病，疑惑女兒不想見父親，是否跟精神病有關？另一方面，母親說女兒近半年情緒大變，也認為有看醫生的必要。他們都想換一個醫生，而我就想把這個小女孩，交到妳手上。」二〇一四年十二月的某一天，荳荳又把一件工作帶到我面前。

三日後，荳荳就帶同張韻如以及她的監護人前來。

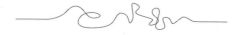

二〇一四年十二月十日，星期三。

問診張韻如之一。

其實這個年齡的小朋友一般不會獨自見醫生，而是會由一位能信任的成年人陪同，可以是監護人，也可以是社工或者醫生。

無論是什麼身分，最重要的是能與小朋友和諧相處，不會讓小朋友感到不安的人。要知道，大部分小朋友都很怕見醫生，假如再有一位他們害怕的或是陌生的人在身邊，只會讓他們的情緒更不穩定。所以，有一個受信任的成年人陪同，必要時安撫小朋友的情緒，可以讓他們的表現更穩定。

張韻如的社工，一直坐在她身邊。除非張韻如情緒失控，否則社工不會介入。一頭齊蔭髮型的張韻如，在我面前並不感到害怕。不過，她明顯患有過度活躍症（ADHD），專注力嚴重不足，問診期間屢次顯得不耐煩。

「小時候，我與爸爸、媽媽同住。後來弟弟和妹妹出世了，他們比我小兩年，是龍鳳胎。爸爸和媽媽覺得他們很可愛。我三歲入讀家附近的幼稚園，名稱忘了，只記得老師和同學都不喜歡我，我讀得不開心，過了聖誕節之後就轉校了，轉到一間遠遠的，要媽媽陪我搭巴士上學。之後在深水埗讀小學，直到今天。我成績好好，剛剛考第六。」一開始這一段自白，幾乎是她整個問診中最完整和最專注的說話了，之後不時東張西望，又安定不下來，需要社工多番提點，才願意回答問題。

「妳知道父母的事嗎？」我打算先請她談談家庭問題。

「我知道他們要離婚。他們常常吵架，但我不知道在吵什麼。總之……爸爸兩年前搬走了。」說着說着，她又對我身後書架的書有興趣。

「跟爸爸的關係怎樣？」我好不容易再次請她回答問題。

「很差很差。從小他就打我、罵我，只要他不高興就罵我、打我，用衣架、掃把、藤條打我，打得我好痛好痛。」

「有沒有具體例子？」

「我記得，七歲生日之後的一天，當時我們三姊弟在大廳看電視，看《愛回家》，馬壯很好笑，現在想想都覺得好笑，哈哈哈……，我們三人都哈哈大笑。可是，爸爸突然從房裏出來，大喝：『不要再笑，吵着我睡覺。』但馬壯真的很好笑，我們不能不笑，我現在也想笑了，怎麼辦？我告訴妳這一集說什麼吧，這一集……」我阻止了她，並要她繼續說：「之後，爸爸第二次衝出來，大叫：『你們再不閉嘴，我就拿刀出來斬死你們！』說完，他真的到廚房拿刀出來，我大吃一驚，躲在房裏，把自己捲在被子裏。我感覺到爸爸走了進來，在被子上砍了三刀……」

「好大力的？」

「好大力的！好大力的！好大力的！斬到我腿上了，雖然沒有受傷，但也瘀青了一片。媽媽當時也在，但她沒有阻止。」

由於花了不少時間處理她不專注的問題，第一次問診就到此為止。大概可以描繪到韻如家庭的基本關係。

之後，我先後跟韻如的父母見面。

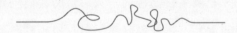

二〇一四年十二月十一日，星期四。

張媽媽問診。

張媽媽一看便知道是一個隨和得太隨和的人。我由張韻如幼稚園轉校開始談起，畢竟只讀了半年就轉校，有點奇怪。

「她是因為在學校太頑皮、行為有問題，被老師和同學投訴，才要轉校的。」果然，這是值得討論的一個切入點。

原來，張韻如四歲時，學校說她在上課時有很多行為問題，經常騷擾別人，不能專心，又動來動去，所以讓父母帶她去看精神科醫生。精神科醫生說，張韻如應該是患了過度活躍症，但因為她年紀太小了，所以還不能百分百肯定。醫生建議父母帶韻如去做一些訓練，希望能改善她的情況，但媽媽說那些訓練都是沒有用的，於是打算到公立醫院精神科求診，不過要輪候一段長時間。

「我也決定替韻如轉校，看看換一個環境，情況會否好一點。」張媽媽說。

來到新學校讀幼稚園三年級，但韻如的行為問題依然沒有改善。她比一般小孩需要多花一半的時間才能完成功課。而且她常常坐不定，又常常很健忘、總是遺失東西。即使老師們不斷給她同一個指令，但她還是會分心，總是讓人覺得她沒有認真做事。

「她很奇怪的，有一次，她覺得自己有一撮頭髮翹起來了，沒法順下去，便用剪刀剪掉了那撮頭髮。又試過有一次過馬路

時，她突然想走到對面路口，便一下子衝了出去，差點被車撞倒。」

　　雖然有很多操行問題，但張韻如還是可以升讀小學。一年級時，半年內便不斷被老師投訴發白日夢、不專心上課。「她也試過闖大禍，竟然用剪刀剪去一個女同學的裙子，她說不喜歡那個同學。」因此，學校要求她見社工，去訓練和糾正行為，幸好，還是容許她升上小二。

　　在這個暑假，張韻如終於排到公立醫院的精神科了，一如所料，醫生診斷出她患有過度活躍症，所以要求她吃藥。「可是，妳知道嗎？她的爸爸一直不接受她有精神病，認為她沒有病，不需要吃藥。可是，如果韻如不吃藥，學校便會要求她退學，這怎麼可以？我勸了不下三次，她爸爸才願意讓她吃藥。」我特別在筆記用紅筆圈下這一點，之後要問問張爸爸的想法。

　　吃藥後，韻如在學校的行為有了一百八十度轉變，變得安靜了，乖巧了，學校甚至給她頒發年度操行獎。其他同學跟她漸漸投契起來，即使那位被她剪掉裙子的同學，也接納她成為朋友。

　　「雖然，韻如在學校時行為改善了很多，但回到家卻故態復

萌，常常很煩躁，很衝動，動不動就罵人。」張媽媽無奈的説。

我倒明白原因：治療過度活躍症的藥物，正常只有半天藥效。小
孩如果下午再吃一顆藥，會有副作用，晚上有機會失眠，所以大
部分小孩子下午四時過後都不會服藥，而早上的藥效大多數只維
持到黃昏時間。

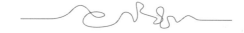

二〇一四年十二月十二日，星期五。

張爸爸問診。

「韻如之所以跟媽媽關係較好，是因為即使韻如做錯了事
情，媽媽也不會罵她。」張爸爸身形比較高大，説話時碎碎唸
的，彷彿都有着大道理：「慈母多敗兒，妳聽過沒有？」

「我跟韻如的關係是不太好，為什麼？因為我是唯一一個，
是唯一一個會教導她的人。其他人包括她媽媽，只會縱容她。妳
知道嗎？韻如自三歲起便很頑皮，會跑來跑去，動來動去，還會
用腳踢外公，不懂禮貌，又不聽人管教。我跟她媽媽教孩子的方

式不一樣，她媽媽只要韻如開心快活過每一天，但我不認為應該是這樣，我一直在乎的是，究竟我們想韻如成長為一個乖小孩還是頑皮的小孩？對嗎？我是對的吧。」

「能說說韻如在學校的情況嗎？」

「韻如從未被同學、老師和學校投訴，從來沒有。幼稚園沒有，小學也沒有。」跟張媽媽說的完全不一樣，說實話，我有點被嚇到。

「幼稚園中班轉校？是因為我考慮到校網，希望她能讀一間較好的小學，所以才報讀了一間較好的幼稚園。」張爸爸補充：「不過，韻如確實在行為上有一點點問題。比如說，她平日說話很大聲，也會有些脾氣，但小朋友一般都是這樣啊！她唯一的問題是做事很容易放棄，但她身上沒有所謂過度活躍的徵狀，只是比較好動，而這種好動也是很正常的，很正常的。對了，她也有點健忘，會忘了寫功課手冊，但也是正常的啊，很多小朋友都有這些問題，難道又是患了精神病嗎？」

「可是，根據醫生的診斷，韻如的確患了過度活躍症啊。」

「我記得，她媽媽從韻如出生開始就帶她看不同的醫生，她媽媽太緊張了嘛。記得有一次，不知為什麼去看精神科，醫生說韻如患有輕微的過度活躍症，但不需要服藥。明明醫生都說沒事了，但她媽媽還是要到公立醫院掛號，大概兩年之後才排到。」之後張爸爸說了很多關於公立醫院和政府的壞話。

接下來，如張媽媽所言的一樣，公立醫院的醫生也診斷出韻如患了過度活躍症，但張爸爸最初拒絕讓女兒服藥。「對，最初我拒絕了，但後來同意的原因是，醫生說吃了藥物後讀書成績會改善，而且沒有副作用。」

韻如吃藥後，張爸爸承認，她的行為真的大有改善，能集中精神，也可以專心學習。「不過，吃藥不是主要原因，而是⋯⋯她長大了，懂事了。」對此，我只能點點頭，笑一笑。

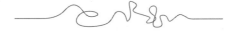

二〇一四年十二月十一日，星期四。

張媽媽問診。

談到韻如説張爸爸拿刀斬她，張媽媽是知道的。「他當然有
斬她！當時我也在場，但不敢阻止他啊，因為他瘋起來會連我也
砍了。」張媽媽説，張爸爸就是因為這次砍韻如的事件，也覺得
自己有點不妥，於是去看精神科，診斷出患有抑鬱症，所以控制
不了情緒。

「在此之前，張爸爸經常打韻如？」

「對！自從韻如出生後，只要她哭，她爸爸便感到煩躁。她
一歲開始便常遭爸爸無理謾罵，也曾經用衣架、藤條打她。而隨
着韻如長大，她的行為愈來愈多問題，她爸爸罵她打她的次數也
愈來愈頻密了，一個月至少會打她三四次。」

「只是打韻如，沒有打過弟妹？」

「弟妹比較討喜，她爸爸十分喜歡他們，不捨得打他們
呢。」張媽媽嘆一口氣，説：「説起來韻如也是可憐的，待遇有
差別啊。」

「韻如對待弟妹如何？」

「她也很愛惜弟妹，但曾經有一次，韻如在吃飯時忽然很生氣，氣得大哭，哭得停不下來，然後一個人躲在被子裏。她一邊哭，一邊說，自己的人生之所以這麼痛苦，就是因為弟妹出生了，搶走了她的一切，她很想死。」

二〇一二年暑假，韻如父母離婚，三個小孩暫時跟張媽媽，而因為張爸爸有打韻如的前科，法庭有頒出命令，不許張爸爸暴力對待小孩子。

據張媽媽說，張爸爸搬走後，三個小孩跟爸爸都有緊密聯絡，一開始關係也不錯，也會到爸爸家小住數天。但到了二〇一三年初，三個孩子開始跟媽媽說不喜歡見爸爸。「他們說，爸爸經常帶他們去一些他們不想去的地方。韻如特別說，爸爸經常打她。」這是關係轉變的時候，要好好聽聽張爸爸和韻如怎樣說。

一年後的暑假，張韻如的情緒突然變差，常常哭。她更對媽媽說覺得自己很不安全，所以想帶螺絲批上街。她沒有說自己為什麼會覺得不安，但媽媽認為，張爸爸因為撫養權問題，曾聘請

私家偵探跟蹤家人，這對敏感的韻如來說，深受影響。「我都害怕呢，更何況小朋友？」

二〇一三年九月底，韻如的行為變得怪異，她對弟妹開始變惡，甚至曾拳打弟弟。她又說過，想殺死某一些同學和老師，指名道姓的，讓張媽媽也嚇了一大跳。又有一次，韻如拿出剪刀，剪碎了妹妹新買的裙子，就像當日剪碎同學的裙子一樣。「她更說自己看到鬼，我非常擔心，於是打電話給社工。社工於是安排她去見心理專家，而心理專家說，韻如的情況應該是情緒問題，目前還不算是精神病。不過，見了心理專家六次，都沒什麼效果，後來便轉去看精神科醫生了。」

精神科醫生建議韻如轉為服用另一種過度活躍症的藥物，之後韻如的情緒問題比較受控，暴力問題也減少了。

同年十月底，張韻如跟爸爸上街回家後，說爸爸在街上摑了她一巴掌，所以她以後都不要再見爸爸。以前爸爸每周都會見張韻如和弟妹兩次左右，但自十一月起，張韻如會常下樓跟爸爸說自己不願意見到他，還有幾次她下樓後打了爸爸一拳，然後便回家去。

二〇一四年三月，張媽媽把韻如的所有問題告訴精神科醫生，醫生說她可能患有抑鬱症，於是向張韻如處方了抗抑鬱的藥物。但韻如不肯吃這些藥，堅持自己只會吃過度活躍症的藥物。又說假如媽媽要她吃那些藥，她就連過度活躍症的藥也不會再吃了。

「之後，韻如沒有吃藥，但情況卻自己好轉了。」這令我十分意外，姑且先暫記下來。

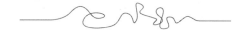

二〇一四年十二月十二日，星期五。

張爸爸問診。

張爸爸進廚房拿刀斬韻如一事，張爸爸有自己的說法：「對，這是有發生過的。我是有拿刀出來啦，但只是嚇嚇他們，沒有斬韻如，真的沒有，我怎會斬自己的女兒？而為了拿刀出來

這件事，我也跟韻如道歉了。」不過，他也承認之後去了看精神科醫生，證實患上抑鬱症。「那段時期情緒的確受影響了，但吃藥之後，精神好了不少。之後都沒事啦。」

「你從韻如很小的時候就開始打她了，對嗎？」

「是她媽媽說的，還是她自己說的？不是啦，應該是在她五歲至七歲的時候吧。那時候她比較頑皮嘛，而她七歲以後已經乖了不少，所以漸漸也沒有再打她了。」張爸爸說得有點氣：「那時候，她很頑皮，我常常生氣，大概每周會大聲罵她一次，也會打她，但不是常打，每次都是有理由的，都是她頑皮，做錯事了。用衣架、掃把打她？當然沒有！我打她都是輕輕的，有分寸的，是有父愛的那一種打。」張爸爸說着，輕輕的用手在空氣拍了幾下。

「但法庭頒了命令不許你暴力對待孩子。」

「我也不知道為什麼會這樣頒令，但也沒差，我根本不會打他們。」張爸爸攤開手，仍然心裏有氣的。

我在他情緒平伏一點點時，再問他有關離婚後的事。他說，

自己和妻子分開後，少了婚姻的壓力，精神狀態也變好了。他還有上一些課，學習控制自己的情緒和行為。

「自從離婚之後，我搬到外面住了，三個兒女逢星期六或日來我家玩，有時我們到街上走走，他們都十分高興。」張爸爸原本笑着說，突然卻板起臉孔：「但有一次，他們的媽媽卻說，韻如不想到我那兒玩。可是，我就親耳聽到韻如說很希望常來我這兒啊！她媽媽為什麼這樣說？」

「你覺得，韻如的行為怎樣？」

「行為？沒有什麼問題，不會發脾氣也沒有暴力傾向，她長大了嘛，之前也說過。」

「跟弟妹的關係呢？」

「她有時會和弟妹吵架啦，但這也很正常，姊弟之間就是吵吵鬧鬧然後長大嘛，感情就這樣維繫着。」張爸爸說得滿不在乎。

有關韻如轉了過度活躍症的藥物，張爸爸只說不知道。

韻如最後一次願意跟張爸爸出去，是在二〇一三年十月底，韻如表現得很開心，張爸爸強調自己沒有打過她。但過了幾天後，韻如忽然打電話給他，說以後不想再見到他了，也沒有說原因。張爸爸後來再去見韻如，但韻如打了他的肚子一下後便離開。再過兩星期，爸爸又想去見韻如，但韻如竟然向他舉出中指，令爸爸很生氣，罵了她一頓。在這之後，每一次當爸爸前往韻如家接韻如時，韻如都會說：「我不要再見你。」

　　張韻如最後一次見爸爸是在二〇一四年農曆新年前，她下樓見爸爸，再次捶了爸爸肚子一次。在那之後，韻如連下樓見爸爸都不願意。

　　「我不知道她為什麼要這樣對我。一定是她媽媽，一定是。」他恨恨的説。

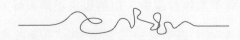

　　張韻如第二次問診。

兩次問診的時間相隔了兩個月，韻如像變了個人一樣，這次並沒有像上次那樣，反而比較專注，也容易回答問題。原因很簡單，上次問診的時間是下午五時，過度活躍症的半天藥效過了；今次問診是在早上十時，藥力正發揮作用。

　　由於在她的父母身上蒐集了不少資料，這次我想聽聽她的說法。

　　「妳知道自己是什麼病，為什麼要服藥嗎？」

　　「他們說是過度活躍症，但其實我不明白為什麼要看醫生，但吃藥後也真的可以專心念書，老師和同學都變得很喜歡我。但其實我什麼都不知道，總之有藥就吃了。」

　　「妳想吃藥嗎？」

　　「嗯……我不想再看醫生，看醫生不能去補習，我想去補習多一些。如果可以只吃藥而不看醫生，那十分好。」

　　「妳上次說，爸爸曾用菜刀斬妳，爸爸說他跟妳道歉了，對嗎？」

「對，但我覺得那是假的。因為我見過爸爸跟鄰居聊天，他向人否認自己曾經打我，他說謊。我覺得，之後他還是會打我。」她説，自從爸爸離開了，她覺得非常開心。因為不需要再被人打罵了。但每星期見爸爸，她都會感到害怕，因為不知道哪一天，他又會故態復萌。

「不過，爸爸至少有一段長時間都沒打你了。每星期到爸爸那裏，開心嗎？」

「不開心。」韻如説得斬釘截鐵：「每次到爸爸那兒，都會很累。」原來，每次行程都由張爸爸安排，根本沒有考慮過包括張韻如在內，三個孩子的感受，而且張爸爸必定玩到最後一分鐘才讓他們回家。「第二天還要上學的，這樣去玩其實很累，我寧願待在家中，跟媽媽一起休息。」

「我曾問爸爸能不能早點回家，但爸爸説不行。而且爸爸常常強迫我們拍照，要我們裝得很高興似的，然而，我們根本就不高興。」韻如有問過媽媽，能否不到爸爸那兒去？不過媽媽不准許。「媽媽常説，他始終是我的爸爸。」

後來有一次，張爸爸又説要帶韻如上街，但她不想去，於是

假裝頭暈，說自己不舒服，不想去。那次張爸爸很生氣，於是摑了她一巴掌。這是法庭出了禁令後爸爸第一次打韻如。「我很生氣！法庭明明說他不能打我，我才夠膽跟他出去，但他還是打了！我不想再見他！」

「這是妳最後一次跟爸爸出去，對嗎？但爸爸說妳跟他玩得很愉快啊。」

「他說謊！」韻如也有點怒了：「我跟媽媽說我不想出去，因為他打我。媽媽這次終於聽我的了，但她說根據法庭的命令，她不能代我做這個決定，所以我每次都要下樓見爸爸一面，親口說出這件事情。」

「妳每次都打他？」

「對，是為了報仇，因為他打我！而且，我希望多打他幾次，他便會說他也不願意見我。」

後來，韻如連下樓見爸爸都不願意，就連媽媽也不能強迫她。「這是我自己的決定。誰人問我都是一樣，我不希望再見爸爸。」

我點一點頭，喝了一口水，目的是讓她的情緒安定一點，再轉一轉話題。

「媽媽説，妳曾經説過要殺某幾位同學和老師。」

「沒説過，不知道為什麼她要這樣説。」

「剪爛妹妹的裙子呢？」

「也沒有，但初初在小學，試過剪掉同學的裙子，亦因此被罰了。」

「妳喜歡弟妹嗎？」

「我喜歡弟妹，但……我一想到爸爸和媽媽都喜歡弟妹多一些，就不特別喜歡他們了。」韻如説着，眼神有點空洞，彷彿在自言自語：「我有時會罵他們，因為根本沒有人罵他們，只會有人罵我，公平嗎？我有想過，如果殺死弟妹，剩我一個，就好了。」

我沒有再問下去。我觀察着她，她好像有話要説。

「我沒説過要殺老師、同學，但我常常想，什麼是對我最好的情況？殺死所有煩擾自己的人吧，包括爸爸、媽媽、弟弟、妹妹。先殺誰好呢？爸爸吧，殺他難度最高，成年人嘛，男人嘛。然後再殺媽媽，最後沒有大人保護弟妹了，殺他們就變得容易了。」

我默不作聲，等待她再説下去。

「不過，我只是一個小朋友而已，假如真的把爸爸媽媽都殺掉，就沒有人照顧我的生活了，所以，不會殺他們啦。」她笑了，但含着淚水。

我對張韻如這段説話，是這樣解讀的：她只是一個小朋友，不知道可以用什麼方法解決問題，所以會認為只要所有人都消失，自然可以解決問題。所以她説的「殺」其實只是一種方式，她實際是想這些人消失。

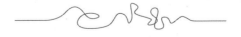

<u>診斷</u>

張韻如除了過度活躍症，應該也患有對立反抗症
（Oppositional defiant disorder，ODD）。這是兒童的其中一種
精神病，患者長時間不斷出現對抗行為。他們易鬧情緒、喜歡與
大人爭執、不服從指示、故意觸怒別人、推卸責任、易怒、懷恨
在心，過分的報復行為等。只要最少有以上四種症狀，維持多於
六個月，並引致社交、家庭、學業等各方面的影響，就算是確診
了。

對立反抗症使韻如很容易生氣、煩躁，想向他人報仇，也容
易向他人發脾氣。我認為她說想殺人，只是想復仇的一種表現。
現在最重要的是，為韻如提供心理輔導，幫助她控制情緒、說明
自己的情況，也要教導她不要一想就是殺人，而要懂得用其他方
法解決問題。

韻如的父母對許多話題均各執一詞，這在很多離婚夫妻之中
很常見，有時是觀點的不同，有時是故意為自己隱瞞。張爸爸一
直否認有打韻如，但即使說謊的是韻如，也是應該找出韻如討厭
爸爸的原因。如果要向前看，韻如的父母，特別是爸爸，極需要
上一些教導家長的課程，告訴他們怎樣照顧小孩。我的意見是，

張爸爸可能把韻如當成大人看待，但其實她並不是大人。所以，需要社工和心理學家來慢慢幫助他們建立關係，而在此之前──

　　我建議現在不能讓張韻如跟爸爸見面，因為她對爸爸有很多恨意，而她也不知道應該怎樣處理這些情感。加上，張爸爸到現在仍然不能接受韻如患有精神病，所以他也需要好好接受這件事，才能幫助韻如一起面對。

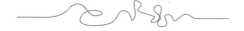

<u>後記</u>

　　接下來這幾年，韻如一直在我這邊治療、服藥，情緒漸漸穩定下來。後來她告訴我，她說爸爸在最後一次見面時打她，是編造的，目的是報復從小就打她的爸爸。我認為這符合了對立反抗症的行為。

張爸爸後來接受了一些教導家長的課程，與韻如開始建立正常的父女關係，張媽媽也願意讓張爸爸參與一些五人的家庭樂。我最後一次見韻如時，她十五歲，我完全感覺到，她決心在未來幸福生活下去。

　　祝福她，祝福他們。

不在場證人

法醫精神科醫生工作手記

永久傷痕
——精神索償評估

二〇一八年五月二十三日。

柯東站在大廈天台，不斷轉換相機鏡頭。

「如果可以，我想用航拍機拍攝，那就可以從任何角度切入，不用像現在那般，冒生命危險。」柯東所謂的「冒生命危險」，是在天台上稍為把身體傾前，遷就拍攝角度。

他要拍攝對面大廈那一戶人家，目標主要是男主人。

「如果是捉姦可能還有點樂趣呢。」但柯東深深明白，收錢那一刻的快慰，無論工作是什麼性質，都是一樣的。

柯東是一位私家偵探。這一次，他受僱於保險公司，要拍一些單位內那位名叫馬文武的男人的生活情況。這個馬文武正向保險申請工傷賠償，保險公司要確認他有沒有說謊，例如沒有跛但扮跛子之類。如果他是騙子，在人前會演戲，但在日常生活中就會露餡。

　　他慢慢把鏡頭對焦，從攝影機的窗口望過去，相信是馬文武的男人在窗前出現。

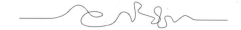

　　馬文武扶着助步器，從洗手間出來，一步一步，慢慢坐到梳化上。

　　兩個小兒子正在打遊戲機，妻子在廚房煮飯。斜陽剛好照射進來，西斜的屋子就有這樣的壞處，他原本想關上窗簾，但想到自己的腿，就寧願讓太陽無情的直刺過來。

「爸爸，一起玩，你喜歡的Winning Eleven。」大兒子說，但馬文武搖頭。看着遊戲機畫面，他完全提不起勁。

「來吧，玩吧，像以前一樣。」小兒子把手掣硬塞到馬文武手中，見到兩個兒子的笑容，他不好意思推卻，手在搖控桿上轉動，遊戲上的足球員也開始運動。可是，馬文武的心思不在這裏，他的球多次被兒子搶走，兒子們也感到氣氛怪異，足球員都停下了腳步。

「不玩了。」馬文武把搖控桿丟到梳化上，別過了頭。兩個兒子默不作聲。

「玩什麼遊戲？不去做功課、溫習？」突然，馬文武向兩個兒子發飆，二人嚇得立即關掉電視。妻子也從廚房走出來看過究竟，馬文武拿起拐扙，撐着身子，回到房間。

兩個兒子流着淚，但不敢作聲。

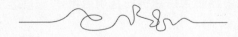

二〇一九年一月二十一日。

「記住一定要服藥！」病人剛診症完畢，臨離開前我都要加以囑咐，有時我都覺得自己太緊張了。我望一望放在枱面上的鐘，下午六時，但枱頭還有一大疊文件要看。

「醫生，我走先了。」護士走進來，向我交代一聲。到了放工時間，當然要讓她離開，但我今晚看來要多留兩個小時，至少把馬文武的案件看完，因為明早就要跟他面見。

我翻開檔案……

「馬文武，四十多歲，是一位紮鐵工人。二〇一七年六月十二日，地盤發生工業意外，馬文武從高處跌下，導致尾龍骨嚴重受傷，壓住神經線，差點半身癱瘓。性命雖然被醫生救了回來，但從此走路都需要拐杖甚至輪椅。醫療報告說這是永久性的傷害，所以再也不能繼續從事紮鐵工作。」

「原來是工傷。」我在自言自語。

私人執業之後，我就多了這一類民事案件了，這是以前在醫管局法醫精神科部門不會接觸的領域，可以說是豐富了工作經驗。

工傷賠償之所以會牽涉精神科醫生，是因為很多傷者在受傷後，精神狀況也會出現問題，大部分傷者都會有焦慮和抑鬱症的徵狀。受工傷的傷者大多是工人，他們很多時候會因為傷勢的痛楚，或是傷勢阻礙生活、無法工作，繼而影響情緒，衍生了情緒疾病。也有一些案例，是傷者身體沒有受傷害，但因為其他心理問題而導致精神病，但相對比較少見。

馬文武算是什麼情況？我再看下去……

馬文武一家四口，兩個兒子分別九歲和十一歲，還在念書。妻子是家庭主婦，所以馬文武是家庭生活支柱，他受了重傷，在經濟層面而言，對整個馬家的生活都有沉重的打擊。

馬文武受傷後的首幾個月，紫鐵公司還有為他提供生活資助金，但過了幾個月便再沒有資助了，也代表失去了工作。之後，他除了做物理治療和到診所覆診，其餘時間都留在家中照顧兩個

兒子，可是因為行動不便，需要追趕跑跳碰的活動都不能參與，更難以陪伴他們外出遊玩。

馬文武眼見難以重拾昔日的工作，但又礙於年齡和學歷，即使想進修或轉職也難以得到機會，所以感到沮喪。他在家中胡思亂想，有時幾天默不作聲，有時大吵大鬧，妻子要他到政府精神科看診，醫生説他患了抑鬱症。醫生給他處方藥物後，情況有所好轉。

報告之後夾雜了幾張照片，明顯是偷拍照，拍到馬文武的日常生活。除了照片，還有一張光碟，我把光碟放進電腦⋯⋯

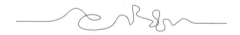

二〇一八年五月二十六日。

柯東認為，在天台上偷拍，因為角度關係，實在拍不出什麼

來。他只好守株待兔,坐在私家車上,在馬文武家樓下守候,他目標要拍到一家人外出的情況。

他是保險公司的「御用」私家偵探——柯東是這樣自稱的。事實是他大部分收入都來自這間保險公司。當保險公司接到工傷賠償,如果有需要,就會聯絡他,希望他偷拍索償人的日常生活。他十分明白,站在保險公司的立場,當然是拍到索償人的不正常表現才最值錢,他不禁回憶起自己的得意之作:索償人說自己的右手沒有力,卻被他拍到索償人用右手舉起重物的相片,保險公司一毫子都不用賠償,可說是立了大功。

但這位馬文武,是患了抑鬱症,那麼柯東要拍到什麼?他哈哈大笑的樣子?柯東不是精神科醫生,不太清楚。但身為私家偵探,至少要拍到一些日常生活,有沒有病,就讓專家去判斷了。

想到這裏,他看見馬文武一家從大廈大堂出來,着實嚇了他一跳。時為下午三時,為什麼他們突然離開寓所?他立即拿起小型攝錄機,離開車廂。

馬文武坐着輪椅,由妻子推着他,兩個兒子走在前面,高的那個兒子拿着小足球。柯東估計,他們是要到附近一個公園。他

相信自己的判斷，快步越過他們，先到公園準備好，再找一張長椅，坐好。

不一會，馬文武一家真的來了。

兩個兒子在玩足球，馬文武的妻子在旁邊拍手叫好，時而跟馬文武對話，馬文武有時會笑，但大部分時間無甚表情。柯東把整個情況都攝錄下來。

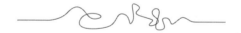

二〇一九年一月二十三日。

「您好，Robyn，又要合作了。」Michael敲門之後進來，我請他坐在旁邊。Michael也是一位精神科醫生，他這次是代表保險公司，而我則是代表馬文武。

工傷賠償一般牽涉保險公司和索償者兩方面的相關人員，雙方會各自聘請一名精神科醫生，兩位醫生多數會相約在同一時間面見病人，然後兩人聯合撰寫一份報告。

五分鐘之後，護士把門開得大大的，馬文武坐着輪椅，由妻子推進來。坐好之後，妻子暫時離開房間。眼前的馬文武，皮膚黝黑，肌肉結實，紮鐵是一門粗重活，不是人人可以做到。

「馬文武先生，請你詳細談談意外發生的經過。」

馬文武想了一會，才說：「那天落雨。」他的嗓音比較低沉，他一直低着頭，說得很慢，幾乎每一句，都要想幾秒：「當時地盤只是建到第二層，我就在第二層工作，環境都比較濕滑，我在棚上走動時，突然失了重心，整個人掉到地上，之後雙腳就不能動了。醫生說我左邊小腿和右手骨折，最麻煩是傷了尾龍骨，令下身沒有知覺。」

「現在的情況一樣？」

「我在醫院住了半年，骨折的地方都好了，現在只有一點點

痛而已；雙腿經過物理治療後也漸漸有知覺，但還需要漫長的調理，現在在家可以用助步器慢慢走兩步，亦也只能這樣了。」

「可以完全康復嗎？」

「醫生說不可以。」

馬文武想了很久，才說：「未來如果能夠不用拐杖走路，已經是奇蹟了。靈活動作永遠不可以，跑步永遠不可以⋯⋯」

我們都感覺到馬文武情緒有點波動，但看來他是內斂的人，沒有哭得死去活來。

「接下來呢？為什麼要去看精神科？」

「我妻子叫我去看，她覺得我不開心⋯⋯生活轉變太大了。二十年多前，我畢業後就選擇做紮鐵工人了。我這些讀不成書的，有什麼可以賺多些錢？就是靠勞力。紮鐵工人的薪水很可觀，環境最好的一段日子，會有六萬元一個月，這份收入足以養起一頭家了。所以我的妻子不用工作，也可以為兩個兒子提供最好的。」

我看着馬文武，感到他眼睛裏只有空洞。

「但受傷之後，一切都變了。我不能再做紮鐵，沒有了高收入，我怎麼養家？我養小孩的開支很大，我的積蓄大概只能維持一年多一點，接下來怎辦？我這副身體可以做什麼工作？再説，即使我沒有受傷，但除了紮鐵，我還能幹什麼？我一畢業就做這個行業了……」馬文武説到這裏，忍不住從褲袋拿出手帕拭眼淚。

他説的跟報告大致相同。即使有報告，我們都要聽病人自己説一次，以確認內容。也可以從他説話的情緒去判定患病的程度。

「現在，妻子要去找工作了。但還未找到。將來妻子出去工作，我可以像她現在一樣，在家照顧小孩，煮飯買餸嗎？不可以吧，我怎樣坐輪椅入廚房？陪小孩，難道要他們幫我推輪椅？不行吧？」馬文武的淚水，伴隨着的是不忿，他一直以來擁有的，都失去了。

「前幾日，外父問我有什麼打算？是否要他的女兒養我。我怎樣回答？農曆新年，以往親戚都來拜年，今年都不來了，三嫂

還說，怕我們問她借錢！當年不是我借了二十萬給她，他們一家已經被債主斬死了！現在竟然這樣說？」

Micheal似笑非笑的看着他，並在筆記寫上些什麼。

接下來，我再問了一些關於受傷後的情緒問題，而他的答案跟後來他妻子來和我們談的情況基本上相同。

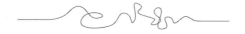

之後輪到馬文武在外邊等候，我們跟妻子馬氏面談。

「為什麼妳覺得丈夫需要看精神科醫生？」當馬氏説完馬文武受傷後的治理情況，我問了這個問題。

「他不開心。」馬氏説：「以前，雖然不是一個非常開朗的人，但至少有正常的喜怒哀樂情緒，受傷後變得鬱鬱寡歡。當然，人人受到這樣的打擊都不會開心，但我發現他的不開心會影

響生活，比如他會失眠，晚晚都睡不着覺；他沒有胃口，每餐飯都吃大概五分一就說夠了，受傷最嚴重時，也是情緒最低落的時間，他瘦了八公斤，整整半年時間。他以前喜歡跟兒子打足球遊戲機，也喜歡看足球比賽，但受傷後都失去了興趣，整天坐在家中發呆。」

我發覺，馬氏一樣不開心的，但她的情緒較穩定，態度也很積極。兩夫妻相對照，更會顯得馬文武面診時的病態。

「我發覺，長此下去會有比他受傷還更壞的影響。我上網搜尋一下，知道抑鬱症這個病，有一些病徵，跟他的表現相似，所以我勸服他去看政府的精神科醫生。然後醫生判斷他患了抑鬱症。之後他有依時服藥，精神也有好轉。」

我們再問了一些瑣碎的問題，就完成了這次的問診。馬文武這個案，我心裏已經有個底。

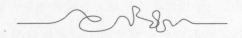

「我先寫報告，好嗎？」Michael說。一般而言，會先由一位醫生記錄病人的病史和情況，並寫下自己的意見，然後交由另一位醫生查看病史的部分有沒有遺漏，如果沒有，第二位醫生再補上自己的意見，就可以交上法庭。

對於Michael的提議，我沒有異議。但我也不是就這樣等他的報告，還有其他工作可以做。病人見醫生時，人人都會說自己的情緒有受到影響，如果我們只聽他一面之詞，很難分清楚病人說的是真是假。因此，我們需要多收集一些資料，例如骨科醫生的報告、醫院精神科醫生的報告等。

一個星期後，即二〇一九年一月三十日，Michael傳來他的報告，嚇了我一跳。

他覺得馬文武只是適應障礙，不是抑鬱症，所以不應該得到賠償！

再看看他的論據，他認為由私家偵探提供的片段拍到馬文武跟兒子打Winning Eleven，所以認為馬文武也有快樂的時候，他究竟有沒有仔細看過那片段？馬文武玩了不夠一分鐘，就把搖控桿拋在梳化上了，這根本就證明他不感興趣啊。

而且，之後還有一段公園片段，不是清楚看到馬文武整個人的狀態都很差嗎？

根據《美國精神病學協會的精神障礙診斷與統計手冊（第五版）》（DSM-5）的指引，診斷抑鬱症的標準共有九個症狀，包括：

一、一整天大部分時間都不快樂；

二、興趣減少；

三、體重或食慾下降；

四、失眠（或嗜睡）；

五、思考動作變得緩慢；

六、整天沒活力病懨懨；

七、覺得活着沒意思（沒價值感或罪惡感）；

八、無法專注或決斷；

九、有自殺念頭。

如果符合以上五個症狀（必須包括一和二）或更多，並持續兩周以上及影響日常生活，即可被診斷為抑鬱症個案。

馬文武這個案，他有症狀一、二、三、四、五、六，其實已經肯定了患有抑鬱症。

Michael的判斷跟我不一樣，我是尊重的。但我認為自己是對的，因為我除了問診馬文武夫婦、仔細分析那些私家偵探的錄像，我還找到馬文武的同事，他們在事發後曾經兩次探望馬文武，都感到他的鬱鬱不歡，也跟他吃過飯，證實了他一直食慾不振。

此外，我看過他兩份骨科報告，知道馬文武的傷患，的確有部分是永久性傷害。永久性傷害導致失去工作，這會對情緒有影響。

另外，根據他妻子的描述和客觀判斷，馬文武有依時覆診、依時服藥，控制得很好，情況一直有進步，但還是有一些病徵，以致未能完全康復，醫院替他診治的精神科醫生也説，因為他的生活壓力一直持續着，所以康復之路仍然漫長。

　　所以，我傾向他能夠得到賠償。

　　以上都是客觀的判斷，我不是因為自己是索償人一方的精神科醫生，就要千方百計替他爭取最多的賠償，這不是醫生的角色。我們是專家證人，是貢獻自己的專業判斷，而分為兩個陣營只是因為法律需要對雙方有公平保障。兩個醫生或許各自對病情有不同看法，但大家都是建基於客觀事實的話，最後總會找到共識。

　　「看來今晚要通宵寫報告了。」為了讓Michael同意我的觀點，我必須巨細無遺地表述。

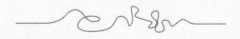

那麼，馬文武的索償金額是多少？這跟他因為精神病而失去多少工作能力有關。

在精神索償報告中，我需要提出一些醫學建議，包括抑鬱症對馬文武有多大程度的永久影響，這種影響會對馬文武造成多大程度的不便，損害的程度有多高、他的病情會如何影響他的工作能力等等，最後計算出馬文武失去的工作能力百分比，這個百分比會影響他能得到的賠償金額。

一般來說，如果病人由於意外導致肢體殘缺，這種外在的傷患對病人有比較明確的影響，也較容易衡量影響的具體程度；但精神疾病確實比較難以判定對人的永久影響，因為精神病有機會好轉。我們精神科醫生首先已經很難判斷意外是否導致病人產生心理問題和精神困擾，即使判斷出來後，又要判斷這種困擾是不是持久的。即使病人主張這些痛苦對他們的影響會一直持續，我們也很難百分百肯定這個情況。

所以最後我們在撰寫精神賠償報告時，大多都不會寫精神病會令病人持續出現高百分比的影響。

坊間有許多不實的傳言，很多人常常覺得只要自己把精神疾病誇大，說得很嚴重，便能得到更多賠償金，又以為精神疾病難以估計，導致的傷害也難以衡量，因此得到的賠償可以是天文數字，但實情並非如此。

　　保險公司會因為病人失去的工作能力百分比，計算他們所得的賠償金。例如一個病人四十歲，保險公司預計他還能工作二十年，然後便會按照他本來可得的薪水，以醫生提出的影響百分比計算賠償金。剛好是四十歲的馬文武，以月薪平均五萬元計算，即一千二百萬元。

　　最後，我在報告中判斷馬文武因為工作導致的精神病令他永久失去百分之一至二的工作能力，當百分之二的話，賠償金額會是二十四萬。我認為，雖然他不能工作的壓力仍然存在，在這種長期生活壓力下，他的抑鬱症比較難痊癒，但不是沒機會好轉，所以不能算是對患者有永久傷害的病症。

　　我花了一個晚上把報告寫好，然後傳回給Michael。我們都同意內容之後，就把這份報告交上法庭，由法官作出判斷，最後馬文武得到一筆大約二十萬的精神賠償金。

我覺得他未必滿意，但這是專業而客觀的判斷。

此後，他沒有再來了。我希望他繼續看政府的精神科，繼續吃藥，畢竟賠償只是生命中一個小部分，即使賠足一千萬，但如何繼續人生，才是馬文武最重要的課題。

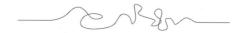

二〇一九年六月十日。

「怎麼又是這一區。」半年後，柯東接到另一單偷拍工作，地點在馬文武的家附近。他認得那個公園，拍了一個多小時，腿上被蚊子咬了幾口，當晚癢得睡不着覺，所以十分深刻。

他向公園的方向望去，赫然發現馬文武一家在那裏。

馬文武站在輪椅前，大兒子跟妻子一左一右的扶着他，小兒子在他面前為他打氣，看來正在努力讓自己再次走路。

只見小兒子在爸爸面前不斷後退，不斷喊加油，卻冷不防一個踉蹌，向後跌倒，屁股坐在地上。

　　由於小兒子的模樣太可愛了，柯東都笑了一下，他發現，大兒子笑了，妻子笑了，連馬文武都笑了，笑得很放鬆。

　　「不知他是否得到賠償？抑鬱症有沒有好轉？」但柯東沒有深究下去，反正他的工作，只是偷拍而已。

　　他別過頭，邁開大步，盤算着接下來的工作應該怎樣拍攝。

沒有血緣關係的受益人
── 持久授權書

二〇一七年一月。

「婆婆，戶口只有二十六元七毫。」

「什麼？」

「戶口只有二十六元七毫。」

馮玉婆婆簡直不敢相信自己的耳朵。這個原本有二百萬的銀
行戶口，現在只剩下二十多元？

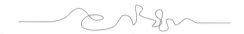

二〇一七年三月。

「Robyn，有一單案件介紹給妳，是一位七十五歲的婆婆。」電話中，荳荳這樣說，我就知道有新工作了。

「這位婆婆，四個月前發現患上初期認知障礙症（老人癡呆症）。剛剛她來跟我說，她跟大兒子聯名戶口內的錢，被大兒子全都提走了，問我有沒有辦法提告。」荳荳說：「妳也知道了，聯名戶口也是大兒子的戶口之一，他有權提款，我真是愛莫能助了。」

「但之後有後續，對嗎？」若非如此，荳荳也不會致電給我了。

「對，婆婆想做持久授權書。」

持久授權書，就是容許一個人（甲）在其精神上有能力行事時，委任另一個人（乙），以便甲日後在精神上失去行為能力時，乙可照顧其財務事項。

我立即明白了，婆婆害怕認知障礙令她不能再處理財務，想授權另一個人。

那麼，她想授權誰？

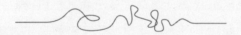

兩日後，婆婆來了，她叫馮玉。她拴着拐杖，由兒媳攙扶着，一步一步走到我前面的座椅上坐着。

兒媳叫小嫻，她一看到我就自我介紹了。小嫻在安頓了馮玉婆婆之後，就乖巧的走出房間。最後剩下馮玉婆婆跟我。

「馮玉婆婆，妳好！」我知道馮玉婆婆耳朵不太靈光，所以說得大聲一點。

「聽到，聽到。」馮玉婆婆笑了，說：「很漂亮的醫生啊。」問診期間知道，馮玉婆婆喜歡說笑，常逗我歡喜。她雖然有腦退化，但記憶力、判斷力、溝通能力沒有減弱，只是行動遲緩了，手腳協調差了，這是上一次的檢查結果。

「荳荳律師叫我做什麼『持久授權書』，說要找個精神科醫生，她介紹妳，原來妳們兩個都是美人兒！」馮玉婆婆又笑了，十分開心。

「婆婆，為什麼要做『持久授權書』？」答案雖然顯而易見，但也要由馮玉婆婆親口說出來。

「上次找另一個醫生做檢查，我知道我患有腦退化，不知什麼時候會處理不了自己的事。前兩天因為其他事情而要找荳荳律師，她就提議我做『持久授權書』，可以授權另一個人，在我神志不清時處理我的財產事務。」馮玉婆婆頓一頓，問道：「但我想確認一下，我是找人管理，不代表分遺產，對嗎？」

「對啊，遺產是把錢分給受益人；『持久授權書』是找一個人替你管理財務，錢還是你的。」我不斷説，馮玉婆婆掛着笑臉，不斷點頭。

「那麼，如果現在我授權了給一個人，他就立即可以動用我的財產嗎？」

「不是，要直到我檢查出妳沒有能力管理自己的財產時，那個授權人才有權力動用妳的財產。」

「噢，明白明白。是這樣就好，是最好的安排。」馮玉婆婆繼續點頭，然後又問：「那個管理人是何方神聖都可以，對嗎？不一定要有血緣關係？」

「不一定，任何人都可以，只要是妳授權的，即可。可以授權一人，或多於一人，不一定是親屬。」

我記得，之前曾經做過「持久授權書」，是一個金融才俊，因為妻子不熟悉金融，兒子年紀又小，所以他授權了一個好朋友代為處理股票之類的事務。之後有一天，他在股災期間昏迷了，靠着朋友的專業，才不致讓資產不斷蒸發。

「可是，如果我看錯了人，他把我的資產亂用，比如去買手袋或是去旅行，都不給我吃飽，那又怎辦？」

「請放心。」我說：「法律有規定，她必須合理地管理這一筆錢。而根據香港法例第501章，家屬作為『有利害關係的一方』，如果懷疑這個人存心不良，可向法庭申請撤銷授權，由法庭根據事實來判斷。」

「唉，家屬……有時家屬也會立心不良呢。」馮玉婆婆嘆一口氣，又說：「那麼，現在我要怎樣做？」

「首先，我會替妳做一個精神健康的評估，證實妳有能力做出『持久授權書』的決定，然後請妳告訴我哪些資產要給哪些人管理，可以說得仔細些，因為授權愈清晰，愈能保障自己。最後，務必在二十八日內找律師辦理，然後呈上法庭，否則我的精神健康證明就會失效。」

「好！」馮玉婆婆好像下定了決心，說：「我的資產很簡單，只有一層樓和幾個戶口，如果我的精神狀況沒辦法管理的話，我想授權由我的媳婦小嫻管理！」

馮玉婆婆說着，指向診所外面。

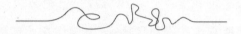

馮玉婆婆的故事，在問診時她一五一十的告訴我。這要由二十年前說起。

二十年前，在銀行內。

「看着那些明星名人，家人死後為遺產爭得你死我活。我不想我的兒子都這樣，現在先行分配吧。」剛滿六十歲的馮玉，帶同兩個兒子，到銀行辦理聯名戶口手續。

「我的錢，遲早都是你們的，但你們不要爭，現在一次過解決。」馮玉說：「我跟你們二人，各自都開一個聯名戶口，各放一百五十萬元進去。之後你們要給家用的話，自動轉帳到這個戶口就可以了。我喜歡的時候就用，不喜歡時就不用。到我百年歸老，剩下的就是你們的了，也省了什麼遺產稅之類的。」

馮玉婆婆有三個兒子，大兒子浩民和三兒子浩揚住在香港，二兒子浩瀚身在外國，這次因為農曆新年，回來香港當作是度假。浩民和太太有一個兒子，浩瀚和太太也有兩個孩子，而小兒子浩揚和太太則沒有孩子。馮玉婆婆與丈夫本來跟三兒子浩揚和三兒媳小嫻一起住，怎料年前的一場車禍，把丈夫和浩揚都帶走了。由於馮玉婆婆和小嫻並沒有血緣關係，所以她決定搬到浩民家住。

可是，當馮玉婆婆住在浩民家的日子，浩民一家經常嫌棄她。「屋子太小了，怎能多住一個人？太擠迫了吧。」這句說話，他們一家時常掛在口邊。最重要的是，浩民的妻子梁佩十分不喜歡馮玉婆婆，嫌她行動緩慢，又嫌她有股老人氣味，嫌她太早起牀，嫌她……，總之就是不喜歡，常常和馮玉婆婆吵架，浩民又偏幫妻子，讓馮玉婆婆不是味兒。二人的態度也影響着兒子，孫兒對馮玉婆婆也是呼呼喝喝，並不禮貌。

馮玉婆婆忍耐不下去，六十五歲之後，自己決定入住私家老人院，浩民一家人固然求之不得，更說因為是馮玉婆婆自己決定的，所以她要自費。

法醫精神科醫生工作手記

馮玉婆婆入住老人院之後，從來沒有人來探望她，除了小嫻。

　　「奶奶，妳這星期過得好嗎？」

　　「妳啊，還年輕，怎麼常常來看我這個老太婆呢？忘記浩揚，找尋自己的生活不就好嗎？」

　　可是，小嫻卻一直懷念以往的時光，她覺得自己失去丈夫，但馮玉婆婆又何嘗不是呢？她了解文家的其他親戚，知道沒有人願意理會馮玉婆婆。她自己又有時間，為什麼不來送暖？

　　馮玉婆婆在老人院住得並不愉快。因為她不喜歡打麻雀，其他院友有意無意的孤立她，她覺得被欺負，常對着小嫻哭訴。小嫻很同情她，也覺得自己當了馮玉婆婆的媳婦多年，也有義務照顧她，所以後來便把馮玉婆婆接回自己的家一起居住。

　　「以往，這裏四個人住，後來只有我一個人了。現在有兩個人，不是已經比較好嗎？」馮玉婆婆回到以往的舊居後，小嫻這樣說。看着熟悉的餐椅茶几都沒有搬動過，她突然發現，小嫻才是她的家人，這裏才是她的家。

就這樣，馮玉婆婆和小嫻互相扶持，一起住了十年。期間，在外國的二兒子浩瀚一家一直沒有回來，每年只有一張聖誕卡；浩民一家更是疏遠了她，每年只有農曆新年和冬至的時候才會一起吃飯，而且氣氛一直都不算熱絡。

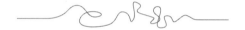

時間來到四個月前，也就是馮玉婆婆第一次找精神科醫生的情況。

馮玉婆婆有天在家中跌倒了，外傷不算嚴重，但因為是老人家，所以手尾比較長。不過小嫻最擔心是她的腦袋，所以找了一位精神科醫生診治：「我覺得奶奶說話和行動都有點遲緩，常常說不出想說的話，或不知向左還是向右走。」那位醫生給馮玉婆婆診斷，發覺她有輕微的腦退化，其理解和記憶能力其實沒有問題的，但語言和行動開始出現一些遲緩的情況。醫生開了一些藥物給她，希望可以減緩她的病情。

之後，因為小嫻需要上班，又沒有餘錢可以請家傭照顧馮玉婆婆，婆婆於是提出用自己的積蓄僱一個外傭來照顧自己。小嫻想由自己出錢，但婆婆堅持己見，也沒有辦法阻止。

這時馮玉婆婆到銀行打算提款，才發現大兒子浩民把二人聯名戶口中，她本來所存有的二百多萬元全都提走了。她很生氣，於是跑去質問兒子。

「媽，妳誤會了，我只是想先幫妳保管這些錢。」浩民笑着說。

「誰要你保管！我現在要回那些錢，你快點還給我！」

「還什麼？那些錢，將來不也是我的嗎？」浩民一點也沒有動氣，在旁的梁佩也笑着說：「況且，那五年妳在這裏白吃白喝，我們都是拿回當年的住宿費而已。」

馮玉婆婆很生氣，但錢已落入人家手中，怎說也沒有辦法了。她只好再去檢查自己的其他財產，發現跟二兒子浩瀚的戶口存款也少了一半。馮玉婆婆發現，她人還沒死，遺產已經給人花光了。

婆婆開始想到要是以後記憶力更差、無法行動，自己便更加無法照顧自己。於是她想到授權小嫻，希望日後自己百年歸老，或失智得失去判斷力時，由小嫻替自己處理財產和其他事情。

　　於是就有了以上「持久授權書」一事。

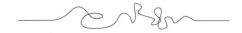

　　二〇一九年二月。

　　如是者，兩年過去了。

　　兩年前，我證明了馮玉婆婆的精神狀況良好，她所患的腦退化與她的記憶力和判斷力沒有關係，所以我認為可以為她寫「持久證明書」，證明她有能力授權媳婦小嫻日後替她處理財產事務。

　　之後，我都沒有再見過她，直到荳荳這個電話。

「Robyn，馮玉婆婆是妳的客人？」她好像忘了兩年前是她介紹馮玉婆婆給我的，但我記得。「上次她要做『持久授權書』，這次她想立遺囑。所以需要妳再次證明她的精神有足夠健康。」

一般的醫生證明，有效日期只有二十八天，何況已經過了兩年？所以馮玉婆婆必須再來一次，做精神評估。

兩日後，馮玉婆婆第三次來到我的辦公室，這時候，已經需要坐輪椅，由小嫻推着，說話也變得更慢了，但仍然風趣。「醫生，我老了，但妳成熟了，更加漂亮了！」她慢慢說，慢慢笑，但我卻發現，她並不開心。

這時，荳荳出現。

「Robyn，這次情況特殊，我要親自來，並且這次的評估過程需要進行錄影。」荳荳說着，她的助手已經在架起攝錄機。

我很好奇，之前從來沒試過這個情況，便問荳荳為什麼要拍影片，她說：「馮玉婆婆這次修改遺囑的內容有點特別，所以我

認為有一個影片紀錄作為證據會更好。」於是，我同意了讓他們拍攝。

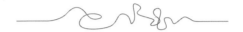

「何醫生。」馮玉婆婆慢慢地説：「我有兩個疑慮：第一，我有腦退化，可以立遺囑嗎？第二，我想把財產分給一個沒有血緣關係的人，別人會相信嗎？如何確立我的意願能夠在死後得到實現？」

「馮玉婆婆，只要經過專業的精神科醫生評估，證明妳在立遺囑時，神智清醒，就可以了。」

馮玉婆婆點頭。接下來，我在錄影的情況下，為馮玉婆婆做精神評估，核實她精神上有沒有能力行事（立遺囑），當中包括問她以下三條主要問題。

「馮玉婆婆，現在我會幫妳做一些評估，看看妳是否有足夠的精神健康去處理遺囑事宜。妳現在要回答我一些問題，明白嗎？」馮玉婆婆點一點頭，評估開始。

「妳知道什麼是遺囑嗎？或者，為什麼要寫遺囑？」這是第一條問題。馮玉婆婆必須知道現正在做什麼，有些病人連遺囑是什麼都不清楚，如何說服別人他神智清醒？順帶一提，三個問題，必須要全對，答錯了一個，我們都會說，她並沒有足夠的精神健康去立遺囑。

「我當然知道，我要寫下我的意願，死後如何分配自己財產的意願。」馮玉婆婆答得絕不含糊，意志堅定。

「你有什麼財產？」這是第二個問題，就是她要清楚知道自己有多少財產。當然，是合乎情理的知道，不會要她準確到一分幾毫都算出來，但如果她有二百萬現金，她卻說只有十萬，那並不會令人接受的。另外，當她給我答案後，我會聯絡她的律師，即荳荳，請他們告訴我馮玉婆婆的資產數目跟她所說的是否吻合，就是所謂的「Fact Check」。

「主要是一層自住的樓宇，買的時候剛好正值沙士，三百多萬元買來的，現在市值一千多萬元了。還有一些現金存款，分佈在幾個戶口，不算多，大概六十多萬而已。」我把資料都記下來，雖然憑着馮玉婆婆的眼神，我知道她沒有說錯，但還是需要核實一下。

「妳要如何分配遺產？為什麼要這樣分？」這是最後一個問題。我們不會干預別人分配遺產的方法，但會憑她的答案是否符合情理去判斷其精神狀況。

「這棟物業，我全分給媳婦小嫻。這六十多萬都一樣，分給小嫻。」

「妳有兩個兒子，如果這份遺囑成立的話，他們一分錢都分不到的，妳是清楚的，對嗎？」我提醒她。

「對！」婆婆大聲的說，眼泛淚光。她之後說了這兩年發生的事。

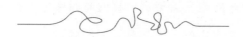

　　「嫲嫲！」原來，半年前有一天，浩民和梁佩那個二十三歲的孫子樂樂，突然找她飲茶。馮玉婆婆當然十分高興，有哪個老人家不喜歡孫子？但喝茶喝到一半，浩民和梁佩突然加入，馮玉婆婆最初不太高興，但見二人都掛着笑臉，梁佩更是像「妹仔」一樣又挾餸又斟茶，氣也就漸漸消了。

　　「媽，妳還記得跟樂樂一起開的聯名戶口嗎？」在孫子十歲的那年，馮玉婆婆曾經跟這個孫子開了一個聯名戶口，放了五十萬元進去。當時需要嫲孫兩個人一起簽名才能提款，反而令這五十萬元一直放着不動。「不如改為只有一個人簽名就可以提款吧，那樣妳也可以用這一筆錢養老了。」馮玉婆婆想來也覺得不錯，否則人人都動不了這筆錢，豈不是浪費？

　　於是，馮玉婆婆就跟浩民一家到銀行辦理手續。卻意外發現，跟樂樂的聯名戶口一共有兩個，馮玉婆婆也一併把兩個戶口都「解放」了。

怎料過了半年，婆婆發現這五十萬全給樂樂提走了。

「你們為什麼一次又一次要這樣做？這是我的血汗錢！」她跑到浩民家大吵大鬧，樂樂竟然笑笑口說聲「多謝」，浩民一聲不吭，梁佩則直接開門請她離開。

婆婆不知所措，因為她近年身體日益變差，經常要看醫生，錢也真的不多了，半年前以為多了五十萬，卻又被浩民一家拿走，只剩下很少積蓄。

馮玉婆婆覺得很傷心，而且因為她確實同意了讓孫子使用自己的錢，所以即使他們用這種手段拿走她的錢，她也不能採取任何法律行動。小嫻得知馮玉婆婆的情況也很無奈，但她說自己可以努力多賺一些錢，或者節衣縮食，為馮玉婆婆省點錢來支付外傭每月的薪水，以及將來的醫藥費。

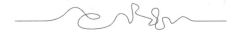

「大兒子浩民一家，看上了我戶口中的錢，也一定會覬覦着我的房子，所以我決定不會再分一分一毫給他，房子不分，錢也不分。況且他們曾在我的戶口中提取了接近三百萬，即使要分，也當是已經分了給他；二兒子浩瀚，我曾經因為浩民搶了我的錢而打電話向身在外國的他投訴，可是他說自己遠在海外，根本無法幫忙，也不願意插手這件事，反正他也把我們聯名戶口中的錢拿掉了一大半，半生都沒有養育過我，算一算，遺產也早已分了給他。」馮玉婆婆雖然說得慢，但字字鏗鏘：「所以，我是不會分遺產給兩個兒子的，他們已經拿了。現在我跟小嫻住。對我，她勞心勞力，又出錢出力。所以，那層樓，我的最大資產，就當是償還吧。她給我後半世住的地方，我也給她下半輩子住的地方。」

這時，我終於明白了，由於馮玉婆婆決定把所有遺產交給小嫻這個沒有血緣關係的人，所以荳荳很擔心這種案子很大機會會出現爭拗，加上婆婆真的患有腦退化，所以才要求錄影，以影像證明她立遺囑時神智清醒。

後來，經過我一星期的評估，並把資料都核實，最後判斷她有足夠的精神狀況做這個決定。一星期後，我請馮玉婆婆來，告訴她這份報告的結果。

「何醫生，謝謝你。我明天立即找荳荳律師立遺囑了。」馮玉婆婆笑着說。

「對啊，一定要盡快。」我說：「人的精神狀況可以隨着時間而改變，病情也沒有保證不會惡化下去。你立遺囑，都是希望不要產生爭拗，但精神報告跟立遺囑的時間隔太久的話，到時這一點會遭到挑戰啊。」

馮玉婆婆想一想，就說：「明白了。原本不需要這樣麻煩的，我立即把房子賣給小嫻就好了，但她硬是說不要，說房子一到手，她就不會理我。」馮玉婆婆又笑了，這次我看見她的快樂：「我明知她不會，但我聽她的話。」

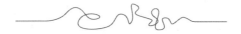

二〇二〇年一月。

「Robyn，馮玉婆婆是妳的客人？」荳荳又是這樣的開場

白，可是她傳來了不幸的消息：「馮玉婆婆去世了，心臟病發，走得突然但安祥。」

想起馮玉婆婆開心地說我漂亮的樣子，我也有點黯然。

「妳知道嗎？她的大兒子剛剛來律師樓，差點把整幢大廈都拆毀了。」荳荳說着，我想起馮玉婆婆把所有遺產都分給兒媳小嫻。

「那也難怪，一毫子都分不到。但那的確是馮玉婆婆清醒時的意願。」

「後來我把錄影播給他看，他看完，一聲不響就走了。」荳荳說：「馮玉婆婆那段錄影，不但是遺產分配，還是對兒子的控訴。如果還有一點點良知，應該不會再去爭那一間房子吧。」

我還是心有戚戚然，像馮玉婆婆這樣可愛的長者，應該有一個更溫暖的家。話說回來，患有精神病不代表不能立遺囑，更不代表立了的遺囑一定是有問題。我們的專業，就是要判斷患者是否清醒，知道自己正在決定什麼。如果是，我們就要保護他們這個權利，讓他們實行自己最後的意願。

不在場證人

法醫精神科醫生工作手記

後記

在此我鄭重感謝我的師傅、在醫管局法醫精神科部門工作時的上司阮長亨先生，感謝他多年來的教導和提攜，即使我離開了部門，選擇了私人執業之後，他都給予我無限的支持，有時我遇上一些「奇難雜症」，硬着頭皮去找他幫忙時，他都毫不吝嗇的給我寶貴意見，實在無言感激。

另外就是多謝我的先生。謝謝他好好照顧我們的兒子，我才能在忙碌的工作中，還有時間寫作。

最重要的當然是，謝謝明報出版社的邀請，特別是編輯Cherry Chan，在各方面都幫了很大的忙，令這本書順利出版。

何美怡醫生

不 在 場 證 人　法醫精神科醫生工作手記

作　　者：何美怡醫生

責任編輯：陳珈悠

協　　力：葉嘉裕　戴曉程

美術設計：簡雋盈

內頁排版：仁棨

出　　版：明窗出版社

發　　行：明報出版有限公司
　　　　　香港柴灣嘉業街 18 號
　　　　　明報工業中心 A 座 15 樓

電　　話：2595 3215

傳　　真：2898 2646

網　　址：http://books.mingpao.com/

電子郵箱：mpp@mingpao.com

版　　次：二○二○年七月初版

I S B N：978-988-8687-02-2

承　　印：美雅印刷製本有限公司

不在場證人

ニーチェ・アンチャイルズ、

法醫精神科醫生工作手記